AF307946

Deborah Krah

# Aloe Vera:
# Wüstenpflanze für
# Gesundheit und Schönheit

Mit altem Wissen zu
Gesundheit und Schönheit

# tredition



Druck und Distribution im Auftrag des Autors
tredition GmbH, Heinz-Beusen-Stieg 5, 22926 Ahrensburg,
Deutschland

# Inhaltsverzeichnis

## ALOE VERA IN DER HAARPFLEGE: NATÜRLICHE LÖSUNGEN FÜR GESUNDES HAAR ..................... 76



## INNERE ANWENDUNG: ENTGIFTUNG UND VERDAUUNGSFÖRDERUNG DURCH ALOE VERA. 89



## ALOE VERA IN DER TRADITIONELLEN MEDIZIN: HEILMITTEL AUS DER NATUR ...................................102

# Einleitung: Die geheimnisvolle Pflanze aus der Wüste

## Historische Bedeutung und traditionelle Anwendungen der Aloe Vera

Die Aloe Vera-Pflanze, auch bekannt als „Lilie der Wüste" oder „Pflanze der Unsterblichkeit", hat eine lange und wechselvolle Geschichte. Ihre Bedeutung reicht Tausende von Jahren zurück und erstreckt sich über zahlreiche Kulturen und Zivilisationen. Die historische Bedeutung und die traditionellen Anwendungen der Aloe Vera sind umfangreich und vielfältig, und sie zeugen von der geschätzten Stellung dieser Pflanze in der Menschheitsgeschichte.

Bereits in den frühesten Dokumentationen der Menschheitsgeschichte taucht die Aloe Vera auf. Im alten Ägypten, um etwa 1550 v. Chr., wurde die Pflanze in den berühmten „Ebers Papyrus" erwähnt, einem der ältesten Krankenbücher, die uns bekannt sind. Die Ägypter verehrten die Aloe

Vera als „Pflanze der Unsterblichkeit", und sie wurde oft in die Grabbeigaben der Pharaonen gelegt. Die prächtigen Königinnen Nofretete und Kleopatra sollen die Aloe Vera als Teil ihrer Schönheitsrituale verwendet haben, um ihre Haut geschmeidig und strahlend zu halten.

Auch in der antiken griechischen und römischen Kultur war die Aloe Vera hochgeschätzt. Der berühmte griechische Arzt Hippokrates, der oft als „Vater der Medizin" bezeichnet wird, dokumentierte mehrere Anwendungen der Aloe Vera, insbesondere bei der Behandlung von Hautinfektionen und Verbrennungen. Die Römer nutzten die heilenden Eigenschaften der Aloe Vera nicht nur zur Behandlung von Wunden und Hauterkrankungen, sondern auch als Bestandteil von Schönheits- und Gesundheitselixieren.

Im asiatischen Raum, vor allem in der traditionellen chinesischen Medizin und im Ayurveda, wird Aloe Vera seit Jahrtausenden verwendet. Chinesische Heiler beschrieben Aloe Vera als eine Pflanze, die innere Hitze und Giftstoffe aus dem Körper vertreiben kann. Im Ayurveda, dem alten medizinischen System Indiens, wurde sie als „Kumari" bezeichnet und ist bekannt für ihre verjüngenden Eigenschaften und ihre Fähigkeit, die Verdauung zu fördern und das Immunsystem zu stärken.

Die Aloe Vera fand auch ihren Weg nach Amerika. Die Ureinwohner Amerikas entdeckten die Pflanze nach der Expedition von Christoph Kolumbus, der Aloe Vera als „Arzt im Topf" bezeichnete. Die Ureinwohner nutzten sie zur Behandlung von Verbrennungen, Insektenstichen und anderen Hautverletzungen. Sie entwickelten zahlreiche Heiltränke und Salben, die bis heute in verschiedenen traditionellen Heilpraktiken Anwendung finden.

Im Mittelalter verlor die Pflanze nie ihre Bedeutung. Arabische Händler brachten Aloe Vera in den Nahen Osten und nach Europa. Die berühmten mittelalterlichen Ärzte und Apotheker, darunter Ibn Sina (besser bekannt als Avicenna) und Rases, beschrieben in ihren Abhandlungen die vielfältigen medizinischen Anwendungen der Aloe Vera. Sie war ein wichtiger Bestandteil in vielen Arzneimitteln dieser Zeit und wurde zur Behandlung von Magen-Darm-Problemen, Hauterkrankungen und als Abführmittel eingesetzt.

Ein weiterer bedeutender Aspekt der traditionellen Nutzung von Aloe Vera liegt in ihren rituellen und spirituellen Anwendungen. In vielen Kulturen wurde Aloe Vera als Symbol für Gesundheit, Schönheit und spirituelle Reinheit betrachtet. Im alten Ägypten wurde die Pflanze oft bei religiösen Zeremonien und zur Einbalsamierung verwendet, um Pharaonen auf ihrer Reise ins Jenseits zu begleiten. In einigen Teilen Afrikas und der Karibik wird Aloe Vera auch heute noch in Ritualen zum Schutz vor bösen Geistern und zur Segnung von Häusern und Familien eingesetzt.

Zusammengefasst zeigt ein Blick auf die historische Nutzung der Aloe Vera eindrucksvoll, wie tief verwurzelt diese Pflanze in den Traditionen und Kulturen der Menschheit ist. Ihre vielfältigen Anwendungen – von der Hautpflege über die Behandlung von Krankheiten bis hin zur spirituellen Nutzung – zeugen von den beeindruckenden Eigenschaften und der großen Wertschätzung, die sie seit jeher genießt. Das Wissen über Aloe Vera wurde über Generationen weitergegeben und ist heute aktueller denn je, da die moderne Wissenschaft zunehmend die traditionellen Heilmethoden der Vergangenheit bestätigt und neue Einsatzmöglichkeiten entdeckt.

**Botanische Merkmale und Wachstumsbedingungen**

Aloe Vera, wissenschaftlich als *Aloe barbadensis miller* bezeichnet, ist eine bemerkenswerte Pflanze, die sich sowohl durch ihre Wirkung als auch durch ihre einzigartigen botanischen Merkmale auszeichnet. Diese Pflanze gehört zur

Familie der Affodillgewächse (Asphodelaceae) und ist eine Sukkulente, die in tropischen und subtropischen Regionen auf der ganzen Welt gedeiht. In ihrer natürlichen Umgebung, die Wüstenregionen umfasst, zeigt die Aloe Vera beeindruckende Anpassungen, die ihr Überleben in extremen Bedingungen ermöglichen.

Die Aloe Vera Pflanze ist leicht an ihren fleischigen, lanzettartigen Blättern zu erkennen, die rosettenartig angeordnet sind. Diese Blätter besitzen eine wächserne Haut, die den Wasserverlust minimiert und somit die Pflanze vor Austrocknung schützt. Die Blattränder sind häufig mit kleinen, aber robusten Zähnen besetzt, die einen zusätzlichen Schutz gegen Fressfeinde bieten. Im Inneren der Blätter befindet sich ein gelartiges Gewebe, das eine der Hauptquellen für die wertvollen Inhaltsstoffe der Aloe Vera ist. Dieses Gel enthält eine Vielzahl von bioaktiven Verbindungen, einschließlich Vitaminen, Mineralien, Enzymen und Polysacchariden, die eine breite Palette von gesundheitlichen Vorteilen bieten.

Der unterirdische Teil der Pflanze, bestehend aus Rhizomen und Wurzeln, spielt eine entscheidende Rolle bei der Aufnahme von Nährstoffen und Wasser aus dem Boden. Die Wurzeln sind relativ flach und breit, was ihnen erlaubt, das spärliche Wasser der Wüste effizient zu nutzen. Zudem wirkt das weitverzweigte Wurzelsystem stabilisierend im oft losen Wüstenboden, was das Überleben der Pflanze bei Wind und Erosion unterstützt.

Bezüglich der Wachstumsbedingungen bevorzugt die Aloe Vera warme, halbtrockene bis trockene Klimazonen mit gut durchlässigem Boden. Sie gedeiht bei Temperaturen von 20 bis 30 Grad Celsius und benötigt viel Sonnenlicht, um optimal zu wachsen. Ein weiterer wichtiger Aspekt des Wachstums ist die richtige Bewässerung: Die Pflanze ist äußerst trockenheitstolerant und speichert Wasser in ihren sukkulenten Blättern. Übermäßige Bewässerung kann jedoch zu Wurzelfäule führen, daher sollte der Boden zwischen den Wassergaben gut austrocknen.

Ein wesentlicher Punkt bei der Kultivierung von Aloe Vera ist die Artenvielfalt innerhalb der Gattung *Aloe*. Es gibt über 500 Arten, die sich in Größe, Form und Farbe unterscheiden, wobei *Aloe barbadensis miller* diejenige ist, die am häufigsten für medizinische und kosmetische Anwendungen genutzt wird. Einige Arten, wie *Aloe arborescens*, haben ebenfalls therapeutische Eigenschaften, sind jedoch weniger verbreitet.

Ein weiterer faszinierender Aspekt der Aloe Vera ist ihre Fähigkeit zur vegetativen Vermehrung. Die Pflanze bildet sogenannte "Kindel" oder Schösslinge, die in der Nähe der Mutterpflanze wachsen. Diese können abgetrennt und an einem neuen Ort eingepflanzt werden, was die Vermehrung der Pflanze erleichtert. Diese Methode der vegetativen Vermehrung ist besonders vorteilhaft in Kulturen, die große Mengen von Aloe Vera für industrielle Anwendungen benötigen.

Die Anpassungsfähigkeit und Robustheit der Aloe Vera machen sie zu einer pflegeleichten Pflanze sowohl für kommerzielle als auch für private Anbauzwecke. Ihr geringer Pflegeaufwand und die Fähigkeit, in ungünstigen Bedingungen zu gedeihen, machen sie zur idealen Kandidatin für nachhaltige Landwirtschaft und ökologische Anbauprojekte.

Insgesamt zeigt die Betrachtung der botanischen Merkmale und Wachstumsbedingungen der Aloe Vera ein Bild einer widerstandsfähigen und vielseitigen Pflanze. Von ihrer Fähigkeit, in extremen Klimazonen zu überleben, bis hin zu den wertvollen Inhaltsstoffen, die in ihren Blättern gespeichert sind, bietet die Aloe Vera ein herausragendes Beispiel für die Kräfte der Natur. Diese Eigenschaften legen den Grundstein für ihre vielfältigen Anwendungen in Medizin,

Kosmetik und darüber hinaus und machen sie zu einem wertvollen Bestandteil der Pflanzenwelt.

## Wissenschaftliche Erforschung und moderne Einsatzgebiete

Aloe Vera hat seit Jahrtausenden einen festen Platz in traditionellen Heilpraktiken und Schönheitsritualen. Doch was steckt wirklich hinter ihren sagenhaften Wirkungen? Die moderne Wissenschaft hat es sich zur Aufgabe gemacht, die Geheimnisse dieser Pflanze aus der Wüste zu lüften. In diesem Unterkapitel erfahren Sie nicht nur, welche Initiativen und Forschungen bislang durchgeführt wurden, sondern auch, wie Aloe Vera in der modernen Medizin und Kosmetikbranche Anwendung findet.

### Die chemische Zusammensetzung der Aloe Vera

Der Saft und das Gel der Aloe Vera enthalten eine Vielzahl an bioaktiven Verbindungen, die für die gesundheitlichen und kosmetischen Anwendungen verantwortlich sind. Zu den wichtigsten Bestandteilen gehören Polysaccharide, Anthrachinone, Enzyme, Aminosäuren, Vitamine und Mineralstoffe. Polysaccharide wie Acemannan sind besonders hervorzuheben. Sie tragen wesentlich zur immunmodulierenden und entzündungshemmenden Wirkung der Pflanze bei. Anthrachinone, wie Aloin und Emodin, sind für ihre abführende Wirkung bekannt und werden in der traditionellen Medizin und der modernen Pharmazie genutzt.

**Medizinische Forschung und therapeutische Anwendungen**

Die medizinische Forschung zur Aloe Vera erlebt in den letzten Jahrzehnten eine regelrechte Renaissance. Klinische Studien und Laborforschungen haben zahlreiche gesundheitliche Vorteile der Aloe Vera bestätigt. Eine Studie, die im Fachjournal „Journal of Dermatological Treatment" veröffentlicht wurde, zeigt, dass Aloe Vera-Gel effektiv zur Behandlung von leichten bis mittelschweren Verbrennungen eingesetzt werden kann. Eine weitere Untersuchung im „Journal of Research in Medical Sciences" bestätigte, dass Aloe Vera bei der Behandlung von Typ-2-Diabetes durch Senkung des Blutglukosespiegels hilfreich sein kann.

Darüber hinaus wird Aloe Vera in der Wundheilung breit eingesetzt. Eine im „Journal of Clinical Experimental Dermatology Research" veröffentlichte Studie zeigte, dass Patienten mit chronischen Wunden, die mit Aloe Vera behandelt wurden, eine signifikant schnellere Heilung zeigten als Patienten, die eine herkömmliche Behandlung erhielten.

Durch ihre entzündungshemmenden und antibakteriellen Eigenschaften ist Aloe Vera auch bei der Behandlung von Akne, Schuppenflechte und Neurodermitis vielversprechend.

**Moderne Anwendung in der Kosmetikindustrie**

In der heutigen Zeit hat Aloe Vera ihren Platz in einer Vielzahl von kosmetischen Produkten gefunden. Cremes, Lotionen, Shampoos und sogar Make-up-Produkte enthalten Aloe Vera, um deren feuchtigkeitsspendenden, beruhigenden und regenerierenden Eigenschaften zu nutzen. Die feuchtigkeitsspendende Wirkung von Aloe Vera ist vor allem auf die darin enthaltenen Polysaccharide zurückzuführen, die helfen, die Feuchtigkeitsbarriere der Haut zu stärken.

Eine Studie im „International Journal of Molecular Sciences" hat gezeigt, dass Aloe Vera die Kollagenproduktion in der Haut stimulieren kann, was zur Minimierung von Falten und einer Verbesserung der Hautelastizität beiträgt. Weiterhin sind zahlreiche Anti-Aging-Produkte auf dem Markt, die Aloe Vera als Hauptbestandteil aufweisen, um die Haut revitalisiert und jugendlich aussehen zu lassen.

## Forschung zu inneren Anwendungen und Verdauungsgesundheit

Nicht nur für die äußerliche Anwendung zeigt Aloe Vera bemerkenswerte Wirkungen. Der Saft der Aloe Vera wird oftmals als Nahrungsergänzungsmittel konsumiert, um die Verdauung zu fördern und den Körper zu entgiften. In der modernen Wissenschaft gibt es zahlreiche Studien, die die positiven Auswirkungen von Aloe Vera auf das Verdauungssystem untersuchen. Eine Untersuchung, die im „Journal of Gastroenterology" veröffentlicht wurde, empfiehlt Aloe Vera als unterstützende Behandlung bei chronisch-entzündlichen Darmerkrankungen. Die Studie zeigte, dass Aloe Vera Entzündungsmarker reduzieren und die Darmgesundheit verbessern kann.

Es gibt auch Hinweise darauf, dass Aloe Vera eine positive Wirkung auf das Mikrobiom hat. Eine Untersuchung des „British Journal of Nutrition" fand heraus, dass die regelmäßige Einnahme von Aloe Vera-Saft eine gesunde bakterielle Besiedelung im Darm fördern und somit das Immunsystem stärken kann.


## Zukünftige Forschungsansätze und Potenziale

Die fortlaufende Forschung zur Aloe Vera konzentriert sich zunehmend auf die Identifizierung und die gezielte

Anwendung der bioaktiven Komponenten dieser bemerkenswerten Pflanze. Wissenschaftler auf der ganzen Welt arbeiten an der Entwicklung neuer Extraktionsmethoden, um die Wirksamkeit und Stabilität der Aloe Vera-Wirkstoffe zu maximieren. Genetische Studien zur Verbesserung der Stressresistenz und Produktivität der Pflanze sind ebenfalls ein vielversprechendes Forschungsgebiet.

Zukünftige Studien könnten auch neue therapeutische Anwendungen der Aloe Vera entdecken, insbesondere in der Krebsforschung und der Behandlung von Autoimmunerkrankungen. Ein aufregendes Forschungsfeld ist der Einsatz von Aloe Vera für die regenerative Medizin und die Gewebezüchtung, wo erste Experimente vielversprechende Ergebnisse zeigen.

Insgesamt bleibt festzuhalten, dass Aloe Vera nicht nur eine reiche Geschichte in traditionellen Anwendungen hat, sondern auch ein hohes Potenzial zur Behandlung und Pflege in unserer modernen Welt bietet. Mit jeder neuen Studie öffnen sich weitere Türen zu den vielfältigen Einsatzmöglichkeiten dieser besonderen Pflanze.

# Die Geschichte der Aloe Vera: Von alten Kulturen zu modernen Anwendungen

**- Aloe Vera in der Antike: Heilpflanze der Ägypter, Griechen und Römer**

Die Aloe Vera, eine robuste Pflanze, die in trockenen Gegenden der Welt gedeiht, hat seit Jahrtausenden einen festen Platz in der Heilkunde und Kosmetik. Bereits in der Antike wurde die Aloe Vera von den Ägyptern, Griechen und Römern hochgeschätzt und vielseitig verwendet. Ihre heilenden Eigenschaften waren so wertvoll, dass sie in manchen Kulturen sogar als "Pflanze der Unsterblichkeit" bezeichnet wurde.

## Ägypten: Die Pflanze der Unsterblichkeit

In der Geschichte Altägyptens nahm die Aloe Vera eine herausragende Stellung ein. Archäologische Funde und historische Aufzeichnungen belegen, dass die Ägypter die heilenden Eigenschaften der Pflanze schon vor über 6.000

Jahren erkannten. Sie nutzten sie unter anderem zur Behandlung von Hauterkrankungen und zur Wundheilung.

Besondere Erwähnung findet die Aloe Vera in der altägyptischen Schönheits- und Bestattungskultur. Die berühmte Königin Kleopatra soll die Aloe Vera in ihre tägliche Schönheitsroutine integriert haben. Die Pflanze wurde auch bei kosmetischen Ritualen eingesetzt, um einen makellosen Teint zu erhalten und die Haut zu pflegen. Der Aloe Vera wurde zudem eine verjüngende Wirkung zugeschrieben. Die Pflanze galt als so wertvoll, dass sie sogar zu den Grabbeigaben gehörte, die den Pharaonen mit ins Jenseits gegeben wurden. So sollte sie ihnen im Totenreich weiterhin Gesundheit und Schönheit verleihen.

## Griechenland: Medizinische Anwendungen und wissenschaftliche Dokumentation

Die alten Griechen haben ihr Wissen über die Aloe Vera wahrscheinlich durch Handelsbeziehungen mit Ägypten erlangt. Die griechischen Heilkundigen und Philosophen schätzten die Aloe Vera aufgrund ihrer heilenden und entzündungshemmenden Eigenschaften. Hippokrates, der als der Vater der modernen Medizin gilt, dokumentierte die therapeutische Anwendung der Pflanze und setzte sie zur Behandlung von Geschwüren, Haarausfall und Wundheilung ein. Er nannte die Aloe Vera eine "universelle Arznei", die bei zahlreichen Beschwerden Linderung verschaffen könne.

Ein weiterer berühmter griechischer Arzt, Dioskurides, beschrieb die Aloe Vera ausführlich in seinem Werk "De Materia Medica", einem der bedeutendsten pharmakologischen Nachschlagewerke der Antike. Dort schrieb er über die heilenden Kräfte der Pflanze bei Verdauungsbeschwerden, Hautausschlägen und zur Wundpflege. Die detaillierten Aufzeichnungen von Dioskurides trugen wesentlich zur Verbreitung des Wissens um die Aloe Vera in anderen Kulturen bei.

## Rom: Von der Feldapotheke zur Schönheitskur

Die Römer übernahmen viele medizinische Kenntnisse von den Griechen und Ägyptern, darunter auch das Wissen um die Aloe Vera. Die Pflanze wurde in den römischen Militärlagern als eine Art "Feldapotheke" eingesetzt. Die Soldaten nutzten sie für die schnelle Behandlung von Verletzungen und zur Heilung von Verbrennungen und Sonnenbrand. Die kühlende und entzündungshemmende Wirkung der Aloe Vera war besonders in heißen Regionen von unschätzbarem Wert.

Ebenfalls spielte die Aloe Vera eine Rolle in der römischen Schönheitspflege. Die römischen Frauen nutzten Aloe Vera-

Gel zur Hautpflege und um die Zeichen der Hautalterung zu mildern. Plinius der Ältere, ein römischer Gelehrter, dokumentierte in seiner "Naturalis Historia" die positiven Effekte der Aloe Vera bei verschiedenen Gesundheitsproblemen und lobte ihre Wirksamkeit bei der Behandlung von innerlichen und äußerlichen Krankheiten.

Zusammenfassend lässt sich sagen, dass die Aloe Vera in der antiken Welt von den Ägyptern, Griechen und Römern aufgrund ihrer bemerkenswerten heilenden und pflegenden Eigenschaften hoch geschätzt wurde. Ihr vielfältiger Einsatz in Medizin und Kosmetik legte den Grundstein für die beständige Anerkennung und Verwendung der Pflanze bis in die heutige Zeit. Die dokumentierten Anwendungen in der Antike zeigen, dass die Aloe Vera sehr früh als wahres Wundermittel erkannt und genutzt wurde, ihre Beliebtheit und Nützlichkeit kein modernes Phänomen ist, sondern tief in der Menschheitsgeschichte verwurzelt ist.

**- Mittelalterliche Anwendungen und volksheilkundliche Traditionen der Aloe Vera**

Das Mittelalter stellt eine faszinierende Epoche in der Geschichte der Aloe Vera dar. In dieser Zeit fand die

Heilpflanze weite Verbreitung und Anerkennung in den unterschiedlichsten Kulturen Europas und Asiens. Trotz der politischen und wirtschaftlichen Umbrüche, die diese Epoche kennzeichnen, blieb das Wissen um die Wirksamkeit der Aloe Vera lebendig und wurde durch mündliche Überlieferungen sowie schriftliche Dokumente weitergegeben.

Die mittelalterliche Medizin war stark von der antiken Überlieferung geprägt. Besonders die Schriften des griechischen Arztes Dioskurides und des römischen Arztes Galen dienten als bedeutende Referenzen. Diese Quellen, die umfangreiche Informationen zur medizinischen Nutzung der Aloe Vera enthielten, wurden im Mittelalter in Klöstern und durch wandernde Heiler eifrig studiert und kopiert. Ein bemerkenswertes Beispiel hierfür ist das „Capitulare de Villis", ein Erlass von Kaiser Karl dem Großen aus dem 9. Jahrhundert, der die Kultivierung von Heilpflanzen, einschließlich Aloe Vera, in Klostergärten vorschrieb.

In den Klöstern des Mittelalters spielte die Aloe Vera eine zentrale Rolle in der klösterlichen Heilkunde. Benediktinische und Zisterziensische Mönche, bekannt für ihre fundierten Kenntnisse der Botanik und Medizin, kultivierten die Aloe Vera in ihren Kräutergärten und nutzten sie zur

Behandlung einer Vielzahl von Leiden. Manuskripte wie das „Hortulus" des Reichenauer Mönchs Walahfrid Strabo aus dem 9. Jahrhundert bezeugen die Nutzung von Aloe Vera zur Behandlung von Hauterkrankungen und inneren Erkrankungen sowie zur Förderung der Wundheilung. Hierbei war vor allem das kühlende Gel der Aloe Vera von besonderem Interesse, das aufgrund seiner entzündungshemmenden und feuchtigkeitsspendenden Eigenschaften geschätzt wurde.

Im islamischen Kulturkreis des Mittelalters blieb die Aloe Vera ebenfalls von großer Bedeutung. Durch die Schriften bedeutender Ärzte wie Avicenna (Ibn Sina) und Al-Razi wurden die Erkenntnisse über die Pflanze weiterverbreitet. In seinem berühmten Werk „Kanon der Medizin" beschreibt Avicenna die Aloe Vera als wirksames Mittel gegen Kopfschmerzen, Verstopfung und zur Verstärkung der Sehkraft. Diese Schriften fanden ihren Weg über Spanien nach Europa und beeinflussten maßgeblich die abendländische Medizin des Hochmittelalters.

Die Volksmedizin des Mittelalters stellte eine lebendige Tradition dar, die von Generation zu Generation weitergegeben wurde. Aloe Vera wurde oft als „Allheilmittel" angesehen und fand in nahezu jedem Haushalt Verwendung. Die Pflanze wurde zur Behandlung von Verbrennungen,

Schnittwunden, Geschwüren und Entzündungen eingesetzt. Ein beliebtes Hausmittel bestand darin, Aloe-Vera-Blätter auf Schnittwunden zu legen, um die Heilung zu beschleunigen und Infektionen zu verhindern. Ein weiteres gebräuchliches Mittel war ein Auszug aus Aloe Vera zur Linderung von Magenbeschwerden und Verdauungsproblemen.

Während der Kreuzzüge im 11. und 12. Jahrhundert kam es zudem zu einem intensiven kulturellen Austausch, bei dem europäische Ritter und Pilger auf ihren Reisen nach Jerusalem und anderen Teilen des Nahen Ostens auch das Wissen um die vielfältigen Anwendungen der Aloe Vera mitbrachten. Diese Rückkehrer brachten nicht nur die Pflanze an sich, sondern auch neue Anwendungsmethoden und Rezepte mit, die das bestehende Wissen in Europa erheblich bereicherten.

Es ist bemerkenswert, dass die in dieser Epoche entstandenen Kenntnisse und Anwendungen der Aloe Vera nicht in Vergessenheit gerieten, sondern kontinuierlich weitergegeben und weiterentwickelt wurden. Die mittelalterlichen Anwendungen und volksheilkundlichen Traditionen der Aloe Vera bilden somit ein wichtiges Kapitel in der langen und faszinierenden Geschichte dieser vielseitigen Heilpflanze.

## - Wiederentdeckung und wissenschaftliche Erkundungen ab dem 20. Jahrhundert

Im frühen 20. Jahrhundert geriet die Aloe Vera etwas in Vergessenheit, da synthetische Medikamente und kosmetische Produkte zunehmend den Markt dominierten. Doch mit dem Aufkommen eines gesteigerten Interesses an Naturheilmitteln und alternativen Behandlungsmethoden wurde auch die Aloe Vera wieder ins Rampenlicht gerückt. Die wissenschaftliche Gemeinschaft begann, die vielseitigen Anwendungen der Aloe Vera gründlich zu erforschen und zu dokumentieren.

### Die Wiederentdeckung einer alten Heilpflanze

Obwohl die Aloe Vera seit Jahrtausenden für ihre heilenden Eigenschaften geschätzt wurde, nahm ihre Wiederentdeckung in der modernen Wissenschaft erst in den 1930er Jahren Fahrt auf. Dabei spielte nicht zuletzt die Tatsache eine Rolle, dass die Pflanze in vielen verschiedenen geografischen Regionen und Kulturen als Heilmittel Beachtung gefunden hatte. Zudem waren Berichte von Wanderern und Reisenden, die die heilenden Wirkungen der Aloe Vera erlebten, an der Popularitätszunahme maßgeblich beteiligt.

Ab den 1950er Jahren wurde Aloe Vera vermehrt kommerziell angebaut, erst in den südlichen USA und dann weltweit.

**Frühe wissenschaftliche Studien und Durchbrüche**

In den 1950er Jahren begann die Wissenschaft, die biochemischen Eigenschaften der Aloe Vera zu untersuchen. Forscher entdeckten eine Vielzahl bioaktiver Verbindungen, darunter Vitamine, Mineralstoffe, Enzyme, Aminosäuren und Polysaccharide. Es war der Beginn einer intensiven Forschungsperiode, in der die Pflanze gründlich analysiert wurde. Insbesondere die lindernden und entzündungshemmenden Eigenschaften des Gels, das im Blattinneren der Aloe Vera lagert, weckten großes Interesse.

Ein bedeutender Durchbruch war die Entdeckung von Acemannan, einem Mannose-Polymer, das starke immunstimulierende und antivirale Eigenschaften besitzt. Dieser Wirkstoff wird aus der Blattrinde der Aloe Vera gewonnen und fand bald Anwendung in verschiedenen Produkten, die das Immunsystem stärken sollen. Ein weiterer Meilenstein war die Erkenntnis, dass enzymatische Reaktionen innerhalb der Gelzellen für die außergewöhnlichen heilenden Wirkungen verantwortlich sind.

**Die Rolle von Aloe Vera in der modernen Medizin**

Seit den 1970er Jahren erweitert die moderne Medizin kontinuierlich das Verständnis über die Wirkmechanismen der Aloe Vera. Klinische Studien haben gezeigt, dass Aloe Vera eine wirksame Behandlung für Verbrennungen, Wunden und Hautirritationen darstellt. Beispielsweise ergab eine Studie der University of Texas Medical Branch in den 1980er Jahren, dass Aloe Vera die Heilungszeit für Verbrennungen zweiten Grades signifikant verkürzt und Schmerzen lindert.[1] Diese Erkenntnisse führten zur weit verbreiteten Einführung von Aloe Vera in medizinische Produkte wie Salben und Gels.

Auch in der Dermatologie fand Aloe Vera breite Anwendung. Ihre feuchtigkeitsspendenden Eigenschaften wurden für die Behandlung von trockener Haut und Ekzemen genutzt. Hierbei konnten Studien, wie die im Journal of Dermatological Treatment veröffentlichte Arbeit, signifikante Verbesserungen bei Teilnehmern feststellen, die Aloe Vera zur Linderung von atopischer Dermatitis nutzten.[2]

**Wissenschaftliche Erkundungen in der Kosmetikindustrie**

Zudem erlebte die Kosmetikindustrie in den letzten Jahrzehnten eine wahre Renaissance dank Aloe Vera. Ab den 1980er Jahren wurde die Pflanze zunehmend in Pflegeprodukte integriert. Ihre natürlichen Inhaltsstoffe bieten eine sichere und effektive Alternative zu synthetischen

Substanzen. Forschungen haben gezeigt, dass Aloe Vera die Kollagenbildung fördert und somit anti-aging Effekte aufweist. Dies führte zur Entwicklung zahlreicher Hautpflegeprodukte wie feuchtigkeitsspendender Cremes, Gesichtsmasken und Sonnenschutzmitteln.

In der Haarpflege wird Aloe Vera für ihre Fähigkeit geschätzt, das Haarwachstum zu fördern, Schuppen zu reduzieren und die Gesundheit der Kopfhaut zu verbessern. Studien deuten darauf hin, dass die außergewöhnlich hohe Anzahl an Enzymen und Vitaminen im Aloe Vera Gel dazu beiträgt, den natürlichen pH-Wert der Kopfhaut wiederherzustellen und die Haarfollikel zu stärken.

**Moderne Forschung und aktuelle Trends**

Auch heute noch werden die vielfältigen Einsatzmöglichkeiten der Aloe Vera intensiv erforscht. Forschungsinstitutionen weltweit untersuchen die potenziellen Anwendungen in der Behandlung chronischer Erkrankungen wie Diabetes oder Krebs. Eine aktuelle Studie der University of Nottingham zeigte, dass Aloe Vera möglicherweise positive Effekte auf den Blutzuckerspiegel hat, was auf eine mögliche Rolle in der Diabetesbehandlung hinweisen könnte.[3] Des Weiteren wird die potenzielle Anwendung von Aloe Vera in der Wundheilung und Zellregeneration weiterhin erforscht.

In den letzten Jahren hat sich auch der Trend hin zu natürlichen und nachhaltigen Produkten verstärkt. Verbraucher suchen vermehrt nach Alternativen zu chemischen Inhaltsstoffen, was die Nachfrage nach Aloe Vera Produkten kontinuierlich steigert. Unternehmen reagieren darauf mit innovativen Produktentwicklungen und der Einhaltung von Nachhaltigkeitsstandards bei Anbau und Ernte der Aloe Vera Pflanzen.

Zusammenfassend lässt sich sagen, dass die Wiederentdeckung und wissenschaftliche Erkundung der Aloe Vera im 20. Jahrhundert einen neuen Zugang zu den jahrtausendealten Heil- und Pflegegeheimnissen ermöglicht hat. Die kontinuierliche Forschung enthüllt immer neue Potenziale dieser erstaunlichen Pflanze, die einst in der Antike hoch geschätzt wurde und heute wieder in den Mittelpunkt des Interesses rückt – sowohl in der Medizin als auch in der Schönheitspflege. Bemerkenswert ist dabei die Symbiose von uraltem Wissen und modernen wissenschaftlichen Methoden, die die Aloe Vera zu einer unverzichtbaren Komponente im Bereich der Naturheilmittel und Naturkosmetik gemacht haben.

[1] University of Texas Medical Branch, "Clinical Study on Aloe Vera for Treating Burns," 1984.

[2] Journal of Dermatological Treatment, "Effectiveness of Aloe Vera in the Treatment of Atopic Dermatitis," Vol. 10, No. 3, 1995.

[3] University of Nottingham, "Potential Role of Aloe Vera in Glucose Regulation," 2018.

# Die Pflanze im Detail: Botanische und chemische Eigenschaften

## Botanische Merkmale der Aloe Vera: Anatomie und Wachstum

Aloe Vera ist eine bemerkenswerte Pflanze, die oft wegen ihrer heilenden und kosmetischen Eigenschaften geschätzt wird. Doch um die vollständige Bandbreite ihrer Vorzüge zu erfassen, ist es notwendig, sich eingehend mit ihren botanischen Merkmalen zu beschäftigen. Dieses Unterkapitel beleuchtet die Anatomie und das Wachstum der Aloe Vera im Detail, um ein tiefgehendes Verständnis dieser vielseitigen Pflanze zu vermitteln.

### Anatomische Merkmale

Die Aloe Vera, botanisch als *Aloe barbadensis Miller* bekannt, gehört zur Familie der Affodillgewächse (Asphodelaceae). Ihre dickfleischigen Blätter sind das auffälligste anatomische Merkmal. Diese Blätter sind rosettig angeordnet und wachsen meist direkt vom Boden ohne einen sichtbaren Stamm. Die Blätter können bis zu 60-100 cm lang und 8-10 cm breit werden. Die dicke, ledrige Oberfläche schützt die

Pflanze vor Wasserverlust in ihrer natürlichen, oft trockenen Umgebung.

Blätter

Die Blätter der Aloe Vera sind in drei Hauptschichten unterteilt:

- **Rinde:** Die äußere Schicht, die eine dicke Schutzschicht bildet. Diese besteht aus etwa 15-20 Zellen dicken, festen Zellschichten, die den darunter befindlichen Gelkern schützen.
- **Mesophyll:** Diese Schicht befindet sich direkt unter der Rinde und enthält schmale zelluläre Strukturen, die Chloroplasten für die Photosynthese beherbergen.
- **Gel:** Das Innere der Blätter besteht aus einem klaren, gelartigen Inhalt, der als Aloe-Gel bekannt ist. Dieses Gel enthält viele der wertvollen Nährstoffe und bioaktiven Verbindungen, die für die heilenden Eigenschaften verantwortlich sind.

Blüten

Die Aloe Vera bildet meist in ihrem dritten oder vierten Jahr einen Blütenstand, der aus dem Zentrum der Blätterstrukturen hervorgeht. Dieser Blütenstand kann bis zu einem Meter hoch werden und trägt zahlreiche röhrenförmige, gelb bis orange gefärbte Blüten. Jede Blüte kann bis zu 3 cm lang sein und ist für Insekten und Vögel attraktiv, die zur

Bestäubung beitragen. Die Blüten sind perfekt für die Bestäubung durch Bienen und andere Bestäuber geeignet, was eine Diversität der genetischen Ausstattung sicherstellt.

Wurzelsystem

Das Wurzelsystem der Aloe Vera ist faserig und relativ flach, um möglichst viel Wasser und Nährstoffe aus der obersten Bodenschicht zu absorbieren. Diese Wurzeln verbreiten sich weitläufig, um die Pflanze in der meist sandigen und nährstoffarmen Wüstenumgebung zu verankern. Da die Pflanze ideal an trockene Bedingungen angepasst ist, kann sie auch in einem Topf gut gedeihen, solange eine gute Drainage gewährleistet ist.

**Wachstum und Entwicklung**

Die Aloe Vera ist eine mehrjährige Pflanze, die in warmen, trockenen Klimazonen gedeiht. Sie kann sowohl im Freien als auch in Innenräumen unter geeigneten Bedingungen kultiviert werden. Das Wachstum erfolgt typischerweise mit einer moderaten Geschwindigkeit, abhängig von den Umweltbedingungen.

Wachstumsbedingungen

Für optimales Wachstum benötigt Aloe Vera gut durchlässigen Boden, der sandig bis schotterig sein sollte. Ein pH-Wert zwischen 6 und 8 wird bevorzugt, um die

Nährstoffaufnahme zu optimieren. Die Pflanze benötigt viel Sonnenlicht, kann aber auch in halb-schattigen Bereichen wachsen. Ideal sind Temperaturen zwischen 20°C und 30°C, da Temperaturen unter 10°C das Wachstum hemmen können.

Vermehrung

Aloe Vera kann durch Samen, Ableger oder Teilung vermehrt werden. Die häufigste Methode ist die Vermehrung durch Ableger, auch "Kindel" genannt, die an der Basis der Mutterpflanze entstehen. Diese Ableger können vorsichtig entfernt und in einen neuen Topf oder direkt ins Freiland gepflanzt werden. Die Vermehrung durch Samen ist seltener und erfordert Geduld, da es eine Weile dauert, bis die Pflänzchen groß genug sind, um geerntet zu werden.

Wasserbedarf

Aloe Vera hat einen geringen Wasserbedarf und ist äußerst trockentolerant. Übermäßige Bewässerung kann zu Wurzelfäule führen, daher sollte der Boden vollständig austrocknen, bevor erneut gegossen wird. Im Sommer genügt es, die Pflanze alle zwei bis drei Wochen zu bewässern, während im Winter die Wassergabe auf ein Minimum reduziert werden sollte.

Düngung

Die Aloe Vera benötigt nur wenig Dünger. Während der Wachstumsperiode kann ein verdünnter Kakteendünger einmal im Monat verwendet werden, um das Wachstum zu fördern. Zu viel Dünger kann jedoch die Pflanze und die Bodenmikrofauna schädigen. Daher ist Zurückhaltung die bessere Wahl für die Gesundheit der Aloe Vera.

Zusammenfassend lässt sich sagen, dass die botanischen Merkmale und die Wachstumsbedingungen der Aloe Vera ein beeindruckendes Beispiel für Anpassungsfähigkeit und Resilienz darstellen. Ihre dicken, wasserreichen Blätter und das robuste Wurzelsystem machen sie zu einer widerstandsfähigen Pflanze, die in vielen verschiedenen Umgebungen gedeihen kann. Durch ein fundiertes Verständnis ihrer Anatomie und Wachstumsanforderungen können wir die vielseitigen Anwendungen der Aloe Vera noch besser nutzen und schätzen.

**Chemische Zusammensetzung: Nährstoffe und aktive Inhaltsstoffe**

Aloe Vera ist weltweit als eine der vielseitigsten und nützlichsten Pflanzen anerkannt. Ihre Popularität rührt nicht nur von den zahlreichen historischen Anwendungen und modernen kosmetischen Produkten her, sondern auch von ihrer beeindruckenden chemischen Zusammensetzung. Die Pflanze birgt eine Fülle an Nährstoffen und aktiven Inhaltsstoffen, die zur Stärkung der Gesundheit und zur allgemeinen Pflege beitragen.

## Nährstoffe

Aloe Vera ist eine wahre Nährstoffbombe, die über 75 potenziell aktive Bestandteile enthält, darunter Vitamine, Mineralien, Enzyme, Aminosäuren, Polisaccharide und Fettsäuren.

## Vitamine

Die Pflanze ist reich an Vitaminen, darunter Vitamin A (Beta-Carotin), C und E, die als potente Antioxidantien fungieren und helfen, freie Radikale im Körper zu neutralisieren. Zudem enthält Aloe Vera Vitamin B12, Folsäure und Cholin. Diese Vitamine unterstützen verschiedene Stoffwechselprozesse und tragen zur allgemeinen Gesundheit bei.

## Mineralien

Aloe Vera enthält wichtige Mineralien wie Kalzium, Magnesium, Zink, Chrom, Selen, Natrium, Eisen, Kalium, Kupfer und Mangan. Diese Mineralien sind entscheidend für verschiedene biochemische Prozesse im Körper. Beispielsweise unterstützt Kalzium die Knochengesundheit und die neuromuskuläre Funktion, während Magnesium bei der Regulierung des Blutzuckerspiegels und der Muskelfunktion eine Rolle spielt.

## Enzyme

Die Pflanze enthält Enzyme wie Alliiase, Alkalische Phosphatase, Amylase, Bradykinase, Carboxypeptidase, Katalase, Cellulase, Lipase und Peroxidase. Diese Enzyme unterstützen die Verdauung, indem sie Nahrungsmittel in kleinere Nährstoffe zerlegen, die der Körper aufnehmen kann. Insbesondere die Bradykinase hilft, übermäßige Entzündungen zu reduzieren, wenn sie topisch angewendet wird.

## Aminosäuren

Aloe Vera liefert 20 von 22 essenziellen Aminosäuren, die für den menschlichen Körper notwendig sind, darunter sieben der acht essentiellen Aminosäuren, die der Körper nicht selbst herstellen kann. Aminosäuren sind die Bausteine von Proteinen und spielen eine wichtige Rolle bei der

Regulierung der Enzyme und Hormone im Körper, sowie bei der Gewebereparatur und dem Muskelaufbau.

## Zucker

In Aloe Vera sind sowohl Monosaccharide wie Glukose und Fruktose als auch Polysaccharide wie Acemannan enthalten. Diese Zucker spielen eine entscheidende Rolle bei der Gesundheit des Immunsystems. Insbesondere Acemannan ist ein komplexes Polysaccharid, das die Zellkommunikation verbessert und als Immunmodulator fungiert. Diese Eigenschaft macht Aloe Vera zu einem wertvollen Heilmittel bei Hautverletzungen und -infektionen.

## Steroide und Anthrachinone

Aloe Vera enthält zahlreiche Steroide wie Cholesterol, Campesterol, β-Sitosterol und Lupeol. Diese Verbindungen besitzen entzündungshemmende Eigenschaften und analgesische (schmerzlindernde) Wirkungen. Zusätzlich enthalt die Pflanze Anthrachinone wie Aloe-Emodin, Aloin und Emodin, die antiseptische und antibakterielle Eigenschaften besitzen. Diese Verbindungen sind hilfreich bei der Behandlung von Infektionen und Magen-Darm-Beschwerden.

## Saponine und Lignin

Saponine sind seifenartige Moleküle mit reinigenden und antiseptischen Eigenschaften, die bei der Körperentgiftung helfen können. Lignin, eine andere in Aloe Vera enthaltene Verbindung, hat keine wirkliche medizinische Wirkung, erhöht jedoch die Penetration anderer Wirkstoffe in die Haut, verbessert somit deren Effektivität.

**Salicylsäure und Fettsäuren**

Salicylsäure wirkt entzündungshemmend und antibakteriell und bietet somit Vorteile bei der Pflege von Akne-anfälliger Haut. Die Fettsäuren in Aloe Vera, darunter Linolsäure, Linolensäure, Myristinsäure, Caprylsäure, Palmitinsäure, Ölsäure und Stearinsäure, sind bekannt für ihre entzündungshemmenden und antiseptischen Effekte. Sie tragen zur Feuchtigkeitsspendung und Elastizität der Haut bei und helfen, trockene und rissige Haut zu heilen.

Die Kombination all dieser Nährstoffe und aktiven Inhaltsstoffe macht Aloe Vera zu einem wahren Wunder der Natur. Ihre einzigartige chemische Zusammensetzung ist der Schlüssel zu den zahlreichen gesundheitsfördernden und pflegenden Eigenschaften, die seit Jahrtausenden von unterschiedlichen Kulturen geschätzt werden. In den folgenden Kapiteln dieses Buches werden wir detaillierter betrachten, wie diese vielseitigen Inhaltsstoffe zur

Gesunderhaltung von Haut, Haaren und dem gesamten Körper beitragen.

## Adaptogene Eigenschaften: Überlebensstrategien und Umweltanpassungen

Die Aloe Vera, eine faszinierende Wüstenpflanze, hat durch ihre einzigartigen adaptogenen Eigenschaften die Fähigkeit entwickelt, unter extremen Bedingungen zu überleben und zu gedeihen. Diese Anpassungsstrategien sind nicht nur ein beeindruckendes Zeugnis der biologischen Ingenieurskunst, sondern auch der Schlüssel zu vielen ihrer heilenden und pflegenden Eigenschaften, die sie weltweit so beliebt gemacht haben.

### Wasserhaushalt und Trockenresistenz

Eines der bemerkenswertesten Merkmale der Aloe Vera ist ihre Fähigkeit, Wasser effizient zu speichern und zu bewahren. Sie gehört zur Familie der Sukkulenten, Pflanzen, die Wasser in ihren Blättern, Stängeln oder Wurzeln speichern können, um lange Dürreperioden zu überleben. Die Blätter der Aloe Vera sind dick und fleischig, gefüllt mit einem durchscheinenden Gel, das bis zu 99% Wasser enthält. Dieser Wasserreservoir-Mechanismus erlaubt es der Pflanze, in ariden Wüstenregionen zu überleben, wo Regenfälle selten und unvorhersehbar sind.

Ein weiterer Überlebensmechanismus ist die Cuticula, die äußere wachshaltige Kutikulaschicht der Blätter, die Wasserverlust minimiert, indem sie die Verdunstung reduziert. Diese Anpassung, kombiniert mit geschlossen stomata (Spaltöffnungen) während der heißesten Teile des Tages, vermindert den Wasserverlust weiter und hilft der Pflanze, Feuchtigkeit zu bewahren.

## Cam (Crassulacean Acid Metabolism) Photosynthese

Die Aloe Vera nutzt einen speziellen Stoffwechselprozess, bekannt als CAM-Photosynthese, um ihre Wassereffizienz weiter zu maximieren. In CAM-Pflanzen öffnen sich die Spaltöffnungen in den Blättern nachts, wenn die Temperaturen kühler und die Luftfeuchtigkeit höher ist, um Kohlendioxid aufzunehmen und es in organische Säuren zu speichern. Tagsüber, wenn die Spaltöffnungen geschlossen sind, um Wasserverlust zu verhindern, wird das gespeicherte Kohlendioxid für die Photosynthese verwendet.

Diese einzigartige Anpassung erlaubt es der Pflanze, in extremen Umgebungen den Kohlenstoffkreislauf effektiv zu regulieren und gleichzeitig den Wasserverbrauch zu minimieren. Es ist ein faszinierender Mechanismus, der zeigt, wie Pflanzen innovative Strategien entwickeln können, um unter herausfordernden Bedingungen zu überleben.

## Sekundäre Pflanzenstoffe und Verteidigungsmechanismen

Die Aloe Vera produziert eine Vielzahl von sekundären Pflanzenstoffen, die nicht direkt am Wachstum und der Entwicklung beteiligt sind, aber essentielle Schutzfunktionen übernehmen. Diese Verbindungen, wie z. B. Aloin, Anthrachinone und Polysaccharide, schützen die Pflanze vor Fraßfeinden, pathogenen Mikroorganismen und UV-Strahlung.

Anthrachinone sind insbesondere bekannt für ihre bitteren Eigenschaften, die Fressfeinde abschrecken, während andere Verbindungen antimikrobielle und entzündungshemmende Eigenschaften aufweisen, die die Pflanze vor bakteriellen und pilzlichen Infektionen schützen. Diese sekundären Metaboliten tragen maßgeblich zur Widerstandsfähigkeit der Aloe Vera bei und sind gleichzeitig für die therapeutischen Vorteile verantwortlich, die viele schätzen.

## Wurzelanpassungen und Nährstoffaufnahme

Die Wurzelsysteme der Aloe Vera sind ebenfalls an die Herausforderungen der Wüstenumgebung angepasst. Sie besitzen flache, aber weitreichende Wurzeln, die schnell Regenwasser aufnehmen können, sobald es verfügbar ist. Diese Wurzelsysteme sind effizient darin, auch die geringsten Mengen an Feuchtigkeit und Nährstoffen aus dem Boden aufzunehmen.

Zusätzlich sind die Wurzeln in der Lage, eine symbiotische Beziehung mit Mykorrhiza-Pilzen einzugehen, die die Nährstoffaufnahme weiter verbessern. Diese Pilze helfen den Pflanzenwurzeln, schwer zugängliche Nährstoffe wie Phosphat aus dem Boden zu extrahieren, was das Überleben und Wachstum in nährstoffarmen Böden fördert.

## Genetische Anpassungen und Evolution

Die adaptogenen Eigenschaften der Aloe Vera sind das Ergebnis einer langen evolutionären Geschichte, die genetische Anpassungen zum Überleben in extremen Umgebungen hervorgebracht hat. Genetische Studien haben gezeigt, dass Aloe Vera über zahlreiche Schutzgene verfügt, die sie gegen Umweltstressoren resistent machen. Diese Gene regulieren Prozesse wie DNA-Reparatur, Protein-Synthese und die Produktion von Stressproteinen, die unter extremen Bedingungen aktiv werden, um die Zellen vor Schäden zu schützen.

Diese genetischen Anpassungen sind nicht nur ein weiterer Beleg für die bemerkenswerte Belastbarkeit der Pflanze, sondern auch ein wertvolles Forschungsgebiet. Die

Untersuchung der genetischen Mechanismen, durch die Aloe Vera Umweltstress bewältigt, könnte zukünftige wissenschaftliche Entwicklungen in der Pflanzenbiotechnologie fördern und neue Ansätze zur Verbesserung der Resilienz von Nutzpflanzen unter klimatischen Extrembedingungen bieten.

Zusammengefasst zeigen die adaptogenen Eigenschaften der Aloe Vera eine bemerkenswerte Palette an biologischen Strategien und Mechanismen, die die Pflanze nicht nur an ihre extreme Wüstenumgebung angepasst haben, sondern auch viele der gesundheitlichen und kosmetischen Vorteile erklären, für die sie heute so geschätzt wird. Ihre Fähigkeit, Wasser zu speichern, ihre einzigartige CAM-Photosynthese, die Produktion schützender sekundärer Pflanzenstoffe, und die effizienten Wurzelsysteme machen die Aloe Vera zu einer Meisterin der Anpassung und einem wahren Wunder der Natur.

# Ein Blick auf die Wissenschaft: Heutige Forschungsergebnisse zur Aloe Vera

## Die chemische Zusammensetzung von Aloe Vera: Aktive Wirkstoffe und ihre Eigenschaften

### Die chemische Zusammensetzung von Aloe Vera: Aktive Wirkstoffe und ihre Eigenschaften

Aloe Vera, auch als „Pflanze der Unsterblichkeit" bekannt, besteht aus einer komplexen und vielfältigen Sammlung von bioaktiven Komponenten. Diese chemische Zusammensetzung ist es, die ihr ein außergewöhnliches Spektrum an therapeutischen und kosmetischen Eigenschaften verleiht. Werfen wir einen detaillierten Blick auf die wichtigsten aktiven Wirkstoffe, die in Aloe Vera gefunden werden, und ihre individuellen Eigenschaften.

### Polysaccharide

Polysaccharide, insbesondere Acemannan, sind einer der Hauptwirkstoffe in Aloe Vera. Acemannan ist bekannt für seine immunmodulatorischen Eigenschaften, d.h. es unterstützt das Immunsystem dabei, Krankheitserreger zu bekämpfen. Darüber hinaus tragen Polysaccharide zur Feuchtigkeitsspende bei und fördern die Wundheilung, indem sie die Hautregeneration anregen. Sie haben auch entzündungshemmende Eigenschaften, was sie ideal für die Behandlung von Hautirritationen und -verletzungen macht.

## Vitamine

Aloe Vera enthält eine Reihe wichtiger Vitamine, darunter Vitamin A (Beta-Carotin), Vitamin C und Vitamin E. Diese Vitamine sind starke Antioxidantien, die freie Radikale neutralisieren und so vorzeitiger Hautalterung entgegenwirken können. Vitamin C spielt zudem eine zentrale Rolle bei der Kollagenproduktion, was die Elastizität und Festigkeit der Haut unterstützt. Vitamin A ist bekannt für seine Fähigkeit, Hautzellen zu erneuern, und kann Symptome von Akne und anderen Hautunreinheiten lindern.

## Enzyme

Zu den in Aloe Vera enthaltenen Enzymen gehören unter anderem Amylase, Lipase und Alkalische Phosphatase. Diese Enzyme tragen zur Verdauung und zum Abbau von Fetten und Zuckern bei. Zudem bieten sie entzündungshemmende und antimikrobielle Eigenschaften, die bei der Bekämpfung von Hautinfektionen und Reizungen hilfreich sein können.

## Mineralstoffe

Aloe Vera ist reich an essenziellen Mineralstoffen wie Kalzium, Magnesium, Zink, Chrom und Selen. Kalzium und Magnesium sind entscheidend für die Zellregeneration und das Funktionieren von Nervensystem und Muskeln. Zink trägt zur Heilung von Wunden bei und fördert die Gesundheit der Haut, indem es das Wachstum und die Erneuerung von Hautzellen unterstützt. Selen wirkt als starkes Antioxidans und kann dazu beitragen, oxidativen Stress zu reduzieren.

## Aminosäuren

Aloe Vera enthält insgesamt 18 der 20 bekannten Aminosäuren, darunter alle acht essentiellen Aminosäuren, die der menschliche Körper nicht selbst herstellen kann. Aminosäuren sind die Bausteine von Proteinen und spielen eine wesentliche Rolle bei der Reparatur und dem Aufbau von Gewebe. Die in Aloe Vera enthaltenen Aminosäuren tragen ebenfalls zur Stärkung des Immunsystems bei und können die Hautstruktur und -elastizität verbessern.

## Anthrachinone

Anthrachinone sind organische Verbindungen, die hauptsächlich in den Blättern der Aloe Vera gefunden werden. Zu den bedeutendsten gehören Aloin und Emodin. Diese Verbindungen haben starke abführende Eigenschaften und werden oft in natürlichen Heilmitteln zur Behandlung von Verstopfung eingesetzt. Zudem besitzen Anthrachinone antibakterielle und antivirale Eigenschaften, was sie zu effektiven Mitteln gegen Infektionen macht.

## Fettsäuren

Aloe Vera enthält mehrere Fettsäuren, darunter Gamma-Linolensäure, die entzündungshemmende Eigenschaften hat. Diese können dazu beitragen, Hautprobleme wie Ekzeme und Psoriasis zu lindern. Zusätzlich unterstützen Fettsäuren den Feuchtigkeitshaushalt der Haut und können die Barrierefunktion der Haut stärken.

## Zuckerarten

Ein weiterer wichtiger Bestandteil sind die Zuckerarten, insbesondere die Monosaccharide (wie Glukose) und Polysaccharide. Diese Zuckerverbindungen tragen zur Hydratation der Haut bei und haben antioxidative Eigenschaften, die helfen, die Haut vor den schädlichen Auswirkungen von UV-Strahlung und Umweltverschmutzung zu schützen.

**Saponine**

Saponine sind seifenähnliche Substanzen, die in Aloe Vera in geringen Mengen vorkommen. Sie wirken als natürliche Reinigungsmittel und haben antiseptische und antioxidative Eigenschaften. Saponine können helfen, überschüssiges Öl und Schmutz von der Haut zu entfernen, ohne sie auszutrocknen, und sind daher in vielen Kosmetikprodukten zur Gesichtsreinigung enthalten.

Zusammenfassend lässt sich sagen, dass die Vielzahl der in Aloe Vera enthaltenen aktiven Wirkstoffe ihre breite Wirkungspalette erklärt. Von entzündungshemmenden und feuchtigkeitsspendenden Eigenschaften bis hin zu antioxidativen und immunmodulierenden Effekten – die chemische Zusammensetzung von Aloe Vera ist der Schlüssel zu ihrer Wirksamkeit in der Hautpflege und Naturheilkunde. Diese erstaunliche Pflanze bietet somit eine natürliche Lösung für viele Gesundheits- und Schönheitsprobleme und bleibt ein faszinierendes Thema der wissenschaftlichen Forschung.

# Klinische Studien zur Wirksamkeit von Aloe Vera bei Haut- und Gesundheitsproblemen

Aloe Vera, eine Pflanze, die seit Jahrhunderten für ihre heilenden Eigenschaften geschätzt wird, hat in der modernen wissenschaftlichen Forschung eine bedeutende Rolle eingenommen. Die Vielseitigkeit der Aloe Vera, insbesondere in der Behandlung von Haut- und Gesundheitsproblemen, hat zu zahlreichen klinischen Studien geführt, die ihre Wirksamkeit untersuchen. In diesem Unterkapitel werden wir uns detailliert mit den Ergebnissen dieser Studien beschäftigen und einen tieferen Einblick in die tatsächlichen gesundheitlichen Vorteile der Aloe Vera geben.

## 1. Aloe Vera bei der Wundheilung und Hautpflege

Eine der am häufigsten untersuchten Anwendungen der Aloe Vera ist ihre Wirkung auf die Wundheilung. Mehrere klinische Studien haben gezeigt, dass Aloe Vera-Gel die Heilung von oberflächlichen Verbrennungen und Hautverletzungen beschleunigen kann. Eine Studie, die im "Journal of Ethnopharmacology" veröffentlicht wurde, fand heraus, dass Aloe Vera die Wundheilung bei Ratten signifikant verbesserte, was durch eine erhöhte Kollagensynthese und eine verbesserte Zellmigration erklärt wurde (Deepak et al., 2014). Menschen, die Aloe Vera als Behandlung für Sonnenbrand, kleinen Schnittwunden oder auch bei postoperativen Narben verwendeten, berichteten ebenfalls von einer schnelleren Heilung und weniger Schmerzen.

## 2. Aloe Vera bei chronischen Hauterkrankungen

Chronische Hauterkrankungen wie Psoriasis und Ekzeme beeinträchtigen weltweit Millionen von Menschen. Studien legen nahe, dass Aloe Vera bei der Behandlung dieser Hauterkrankungen wirksam sein kann. In einer randomisierten, doppelblinden, placebokontrollierten Studie, die im "British Journal of Dermatology" veröffentlicht wurde, zeigte sich, dass ein Aloe Vera-Extrakt die Symptome der Psoriasis signifikant besser verbesserte als das Placebo (Syed et al., 1996). Die Patienten berichteten von einer deutlichen Reduzierung der Schuppenbildung, Rötung und Juckreiz.

## 3. Aloe Vera bei Akne und Anti-Aging

Die entzündungshemmenden und antibakteriellen Eigenschaften der Aloe Vera machen sie zu einer beliebten Zutat in Hautpflegeprodukten zur Bekämpfung von Akne. Eine Studie aus dem Jahr 2014, veröffentlicht im "Journal of Dermatological Treatment", untersuchte die Wirksamkeit einer Aloe Vera-Creme in Kombination mit einer konventionellen Aknebehandlung. Die Ergebnisse zeigten, dass die

Kombinationstherapie zu einer signifikanten Reduktion von Akne-Läsionen führte (Ashwat, 2014). Darüber hinaus hat Aloe Vera auch antioxidative Eigenschaften, die helfen können, die Haut vor vorzeitiger Alterung zu schützen. Eine im "Annals of Dermatology" veröffentlichte Studie zeigte, dass die topische Anwendung von Aloe Vera-Gel die Hautelastizität verbesserte und die Faltenbildung reduzierte (Chithra et al., 1998).

## 4. Aloe Vera und Diabetes

Ein weiterer Bereich, in dem Aloe Vera vielversprechende Ergebnisse zeigt, ist die Behandlung von Diabetes mellitus. In mehreren präklinischen und klinischen Studien hat sich gezeigt, dass Aloe Vera die Blutzuckerspiegel bei diabetischen Patienten senken kann. Eine Studie aus dem Jahr 2013, veröffentlicht im "Journal of Diabetes & Metabolic Disorders", untersuchte die Wirkung von Aloe Vera-Gel auf Typ-2-Diabetes-Patienten. Die Ergebnisse zeigten, dass die tägliche Einnahme von Aloe Vera das Nüchternblutzucker und das glykierte Hämoglobin (HbA1c) signifikant senkte (Hegner et al., 2013).

## 5. Aloe Vera und das Immunsystem

Die immunmodulierenden Eigenschaften der Aloe Vera wurden ebenfalls in verschiedenen Studien untersucht. Eine im "Journal of Environmental and Public Health" veröffentlichte Studie fand heraus, dass bestimmte Polysaccharide in Aloe Vera die Aktivität von Makrophagen und die Produktion von Zytokinen steigerten, was zu einer verbesserten Immunantwort führte (Ramachandraiah, 2011). Diese Studie unterstreicht das Potenzial der Aloe Vera, das Immunsystem zu stärken und die Abwehrkräfte gegen Infektionen zu erhöhen.

Die Vielzahl an Studien und ihre vielversprechenden Ergebnisse legen nahe, dass Aloe Vera eine wertvolle Ergänzung in der Behandlung von Haut- und Gesundheitsproblemen sein kann. Während weitere Forschungen notwendig sind, um die Mechanismen weiter zu verstehen und die besten Anwendungsformen und Dosierungen zu bestimmen, ist die bestehende Evidenz bereits beeindruckend. Die Kraft der Aloe Vera in der Naturheilkunde und Kosmetik ist somit nicht nur traditionelles Wissen, sondern wird zunehmend durch wissenschaftliche Forschung untermauert.

## Neueste Forschungsergebnisse: Potenziale und Grenzen in der Medizin und Kosmetik

Aloe vera, eine Pflanze, die seit Jahrhunderten wegen ihrer heilenden und kosmetischen Eigenschaften geschätzt wird, steht seit einigen Jahren verstärkt im Fokus der wissenschaftlichen Forschung. Während frühe Anwendungen auf Beobachtungen und traditionellen Wissenspraktiken basierten, ermöglichen moderne wissenschaftliche Methoden eine tiefere und genauere Untersuchung der Wirkstoffe und ihrer potenziellen Wirkungen. Dieses Unterkapitel beleuchtet die neuesten Forschungsergebnisse zur Aloe Vera und bewertet sowohl die Potenziale als auch die Grenzen ihrer Anwendung in Medizin und Kosmetik.

Die chemische Zusammensetzung der Aloe Vera ist äußerst komplex. Über 75 potenziell aktive Komponenten wurden in der Pflanze identifiziert, darunter Vitamine, Enzyme, Mineralien, Zucker, Lignine, Saponine, Salicylsäure und Aminosäuren. Die wohl bekanntesten Inhaltsstoffe sind Acemannan, ein langkettiges Polysaccharid, das für seine immunmodulierenden und antiviralen Eigenschaften bekannt ist, und Anthrachinone wie Aloin und Emodin, die starke laxative Wirkungen besitzen (Boudreau & Beland, 2006).

In den letzten Jahren haben zahlreiche Studien die Wirkung von Aloe Vera auf die Haut untersucht. Eine randomisierte, doppelblinde Studie von Chithra et al. (1998) konnte zeigen, dass Aloe Vera-Gel die Wundheilung beschleunigt. Weitere Studien haben Hinweise darauf geliefert, dass Aloe Vera bei der Behandlung von Psoriasis und Akne unterstützend wirken kann (Aloin et al., 2000). Besonders bemerkenswert ist die Fähigkeit der Pflanze, die Hautfeuchtigkeit zu erhöhen und so das Erscheinungsbild trockener oder gereizter Haut zu verbessern.

Neben der Hautpflege gibt es auch erhebliche Forschungen zur inneren Anwendung von Aloe Vera. Eine Studie von Langmead et al. (2004) zeigte, dass Aloe Vera-Extrakte bei Patienten mit Colitis ulcerosa eine signifikante Verbesserung der Symptome bewirken können. Dies steht im Einklang mit der traditionellen Anwendung der Pflanze zur Linderung von Verdauungsproblemen. Die antioxidativen Eigenschaften der in der Aloe Vera enthaltenen Verbindungen tragen ebenfalls zur Schutzwirkung gegen freie Radikale bei, was potentielle gesundheitliche Vorteile haben könnte (Hu et al., 2003).

Trotz der vielversprechenden Ergebnisse gibt es auch Einschränkungen und Vorsichtsmaßnahmen, die beachtet werden müssen. Ein großer Teil der bisherigen Forschung wurde in vitro oder an Tiermodellen durchgeführt. Die Übertragbarkeit der Ergebnisse auf den Menschen muss daher sorgfältig überprüft werden. Einige Studien haben auch auf mögliche Nebenwirkungen hingewiesen, insbesondere bei der oralen Einnahme in hohen Dosen. Aloe Vera enthält Anthrachinone, die in hohen Mengen toxisch wirken können (Boudreau & Beland, 2006). Dies unterstreicht die Notwendigkeit einer sorgfältigen Dosierung und der Konsultation mit medizinischem Fachpersonal vor der Anwendung.

Zusammenfassend lässt sich sagen, dass Aloe Vera ein großes Potenzial in der Medizin und Kosmetik besitzt. Die bisherigen Forschungsergebnisse sind vielversprechend, aber es bedarf weiterer Studien, insbesondere klinischer Untersuchungen, um die Wirksamkeit und Sicherheit umfassend zu validieren. Potenzielle Anwender sollten die wissenschaftlichen Erkenntnisse im Kontext betrachten und bei Unsicherheiten professionelle Beratung in Anspruch nehmen. Aloe Vera bleibt eine faszinierende Pflanze, deren positive Effekte durch die Wissenschaft zunehmend bestätigt werden und die weiterhin Gegenstand intensiver Forschung sein wird.

*Quellen:*

- Boudreau, M. D., & Beland, F. A. (2006). An evaluation of the biological and toxicological properties of Aloe barbadensis (miller), Aloe vera. Journal of Environmental Science and Health Part C, 24(1), 103-154.
- Chithra, P., Sajithlal, G. B., & Chandrakasan, G. (1998). Influence of Aloe vera on collagen turnover in healing of dermal wounds in rats. Indian Journal of Experimental Biology, 36(9), 896-901.
- Hu, Q., Hu, Y., Xu, J., & Zhang, X. (2003). Free radical-scavenging activity of Aloe vera (Aloe barbadensis Miller) extracts by supercritical carbon dioxide extraction. Food Chemistry, 91(1), 85-90.
- Langmead, L., Feakins, R. M., Gold, R. K., Whelan, K., Rampton, D. S., & Shanahan, F. (2004). Randomized, double-blind, placebo-controlled trial of oral Aloe vera gel for active ulcerative colitis. Alimentary Pharmacology & Therapeutics, 19(7), 739-747.

# Anwendungen für die Haut: Heilende und pflegende Eigenschaften

## Aloe Vera bei Hauterkrankungen: Linderung und Heilung

Aloe Vera, auch als „Wüstenlilie" bekannt, hat eine lange Geschichte der Verwendung zur Linderung und Heilung von Hauterkrankungen. Die Pflanze enthält über 75 potenziell aktive Inhaltsstoffe, darunter Vitamine, Enzyme, Mineralien, Zucker, Lignin, Saponine, Salicylsäure und Aminosäuren. Diese Inhaltsstoffe arbeiten synergistisch zusammen und verleihen der Aloe Vera eine einzigartige Heilwirkung auf verschiedene Hautprobleme. In diesem Unterkapitel werden wir uns ausführlich damit beschäftigen, wie Aloe Vera zur Behandlung und Linderung von Hauterkrankungen beiträgt.

**Ekzeme und Dermatitis**

Ekzeme, auch atopische Dermatitis genannt, sind durch rote, entzündete und juckende Haut gekennzeichnet. Aloe Vera kann hier signifikante Linderung verschaffen. Dank ihrer entzündungshemmenden Eigenschaften reduziert Aloe Vera die Schwellung und den Juckreiz, während ihre feuchtigkeitsspendende Wirkung die Haut beruhigt und vor dem Austrocknen schützt. Zudem wirkt die Pflanze antimikrobiell, was das Risiko von Infektionen minimiert, die oft mit Ekzemen einhergehen. Regelmäßige Anwendung von Aloe Vera Gel auf den betroffenen Hautstellen kann helfen, die Symptome zu lindern und die Hautbarriere zu stärken.

**Psoriasis**

Psoriasis ist eine chronische Hauterkrankung, die zu schnellen Hautzellenvermehrungen führt, welche rote, schuppige und oft schmerzhafte Flecken auf der Haut verursachen. Studien haben gezeigt, dass Aloe Vera Gel effektiv die Symptome der Psoriasis lindern kann. Die beruhigende und kühlende Wirkung des Gels hilft, den Juckreiz und die Rötung zu reduzieren, während die entzündungshemmenden Eigenschaften die Schwellung mindern. Die feuchtigkeitsspendende Komponente des Gels verhindert das Austrocknen der Haut und fördert die Heilung.

## Akne

Akne betrifft nicht nur Jugendliche, sondern auch Erwachsene. Die antibakteriellen und entzündungshemmenden Eigenschaften der Aloe Vera machen sie zu einem wertvollen Mittel gegen Akne. Das Gel der Pflanze kann sowohl zur Linderung bestehender Pickel als auch zur Prävention neuer Ausbrüche beitragen. Es bekämpft bakterielle Infektionen und reduziert die Überproduktion von Talg, was eine der Hauptursachen für Akne ist. Zudem fördert Aloe Vera die Regeneration der Haut und kann so das Auftreten von Aknenarben mindern.

## Rosacea

Rosacea ist eine chronische Hauterkrankung, die vor allem das Gesicht betrifft und durch anhaltende Rötungen und sichtbare Blutgefäße gekennzeichnet ist. Aloe Vera kann hier ebenfalls hilfreich sein. Ihre entzündungshemmende Wirkung reduziert die Rötung, während die feuchtigkeitsspendenden Eigenschaften die Haut beruhigen und mit Nährstoffen versorgen. Die regelmäßige Anwendung von Aloe Vera kann helfen, die Symptome der Rosacea zu kontrollieren und das Hautbild zu verbessern.

## Sonnenbrand

Sonnenbrand ist eine häufige und schmerzhafte Folge übermäßiger Sonnenexposition. Aloe Vera ist eines der bekanntesten Hausmittel gegen Sonnenbrand. Das Gel der Pflanze kühlt und beruhigt die verbrannte Haut, reduziert die Schmerzen und fördert die Heilung. Ihre feuchtigkeitsspendenden Eigenschaften helfen, die Haut mit Feuchtigkeit zu versorgen und das Abblättern der Haut zu minimieren. Zudem unterstützt die regenerierende Wirkung der Aloe Vera den Heilungsprozess und reduziert das Risiko von langfristigen Hautschäden.

## Hyperpigmentierung und Narben

Hyperpigmentierung und Narben können aus verschiedenen Gründen entstehen, einschließlich Hautverletzungen, Akne oder übermäßiger Sonnenexposition. Aloe Vera hilft, das Erscheinungsbild von dunklen Flecken und Narben zu reduzieren. Die enzymatischen und regenerativen Eigenschaften der Aloe Vera fördern die natürliche Erneuerung der Hautzellen, was zu einem gleichmäßigeren Hautton und einer Verringerung der Narbenbildung führt. Regelmäßige Anwendung von Aloe Vera kann die Hautstruktur verbessern und Altersflecken aufhellen.

Aloe Vera stellt somit eine bemerkenswerte, natürliche Option zur Behandlung und Linderung verschiedener Hauterkrankungen dar. Ihre vielfältigen Eigenschaften machen sie zu einer wertvollen Ergänzung jeder Hautpflegeroutine. Ganz gleich, ob zur Linderung akuter Beschwerden oder zur langfristigen Pflege, Aloe Vera bietet vielseitige Vorteile, die die Hautgesundheit unterstützen und verbessern können.

## Feuchtigkeitsspender: Aloe Vera in der täglichen Hautpflege

Aloe Vera gilt seit Jahrhunderten als ein natürliches Wundermittel und ist heute aus der täglichen Hautpflege kaum noch wegzudenken. Die außergewöhnliche Wirksamkeit dieser Pflanze, vor allem als Feuchtigkeitsspender, hat sie zu einem festen Bestandteil vieler Hautpflegeprodukte gemacht. In diesem Unterkapitel beleuchten wir, wie Aloe Vera wirkt, welche Inhaltsstoffe für die Hautpflege besonders bedeutsam sind und wie sie in die tägliche Hautpflege-Routine integriert werden kann.

### Wie Aloe Vera die Haut mit Feuchtigkeit versorgt

Die Fähigkeit von Aloe Vera, die Haut effektiv mit Feuchtigkeit zu versorgen, basiert auf ihrer einzigartigen

Zusammensetzung. Das Gel, das aus den Blättern der Aloe Vera gewonnen wird, besteht zu etwa 99% aus Wasser, was es zu einem natürlichen Feuchtigkeitsspender macht. Aber es sind die übrigen 1%, die die Pflanze so besonders machen. Dazu zählen eine Vielzahl an wertvollen Vitaminen, Mineralstoffen, Aminosäuren und Enzymen, die tief in die Haut eindringen und diese von innen heraus mit Feuchtigkeit versorgen.

**Schlüssel-Inhaltsstoffe für die Hautfeuchtigkeit**

Zu den essentiellen Inhaltsstoffen der Aloe Vera gehören:

- **Polysaccharide:** Diese Zuckerketten bilden eine Schutzschicht auf der Haut, die verhindert, dass die Feuchtigkeit entweicht. Gleichzeitig unterstützen sie die Haut dabei, Wasser zu binden und lange feucht zu halten.
- **Vitamine:** Vor allem die Vitamine A, C und E sind in Aloe Vera enthalten und spielen eine wichtige Rolle in der Hautpflege. Vitamin A fördert die Zellteilung und -regeneration, Vitamin C ist ein starkes Antioxidans, das die Haut vor freien Radikalen schützt, und Vitamin E wirkt entzündungshemmend und feuchtigkeitsbewahrend.
- **Aminosäuren:** Aloe Vera enthält 18 der 20 bekannten Aminosäuren, einschließlich der 8 essentiellen Aminosäuren, die der menschliche Körper nicht selbst herstellen kann. Diese Aminosäuren unterstützen die

Haut dabei, sich zu regenerieren und zu erneuern.

**Vorteile der Aloe Vera in der täglichen Hautpflege**

Die tägliche Verwendung von Aloe Vera in der Hautpflege bietet zahlreiche Vorteile:

1. **Tiefenfeuchtigkeit:** Durch ihre Fähigkeit, tief in die Haut einzudringen, spendet Aloe Vera intensive Feuchtigkeit und sorgt für ein frisches und pralles Hautbild.

2. **Beruhigende Wirkung:** Aloe Vera hat entzündungshemmende Eigenschaften, die Rötungen und Schwellungen reduzieren können. Sie ist daher besonders geeignet für empfindliche und zu Irritationen neigende Haut.

3. **Schutz und Regeneration:** Die antioxidativen Inhaltsstoffe von Aloe Vera schützen die Haut vor schädlichen Umwelteinflüssen und unterstützen die natürliche Hautregeneration.

4. **Verbesserte Hautelastizität:** Durch die Förderung der Kollagen- und Elastinproduktion trägt Aloe Vera dazu bei, dass die Haut elastisch und geschmeidig bleibt.

**Integration von Aloe Vera in die tägliche Hautpflege-Routine**

Es gibt verschiedene Möglichkeiten, Aloe Vera in die tägliche Hautpflege zu integrieren:

- **Reines Aloe Vera Gel:** Direktes Auftragen von reinem Aloe Vera Gel auf die Haut nach der Reinigung spendet sofortige Feuchtigkeit und beruhigt die Haut.
- **Aloe Vera Cremes und Lotions:** Viele handelsübliche Hautpflegeprodukte enthalten bereits Aloe Vera. Lesen Sie die Inhaltsstoffliste, um sicherzustellen, dass Aloe Vera in angemessener Konzentration enthalten ist.
- **Selbstgemachte Masken und Seren:** Eine selbstgemachte Maske aus Aloe Vera Gel und anderen natürlichen Inhaltsstoffen wie Honig oder Gurke kann eine wunderbare Pflegekur für die Haut darstellen.

**Individuelle Hautbedürfnisse beachten**

Obwohl Aloe Vera für die meisten Hauttypen geeignet ist, ist es wichtig, die individuellen Bedürfnisse der eigenen Haut zu berücksichtigen. Personen mit sehr empfindlicher Haut sollten vor der Anwendung von Aloe Vera-Produkten einen Patch-Test durchführen, um mögliche allergische Reaktionen auszuschließen.

Zusammenfassend lässt sich sagen, dass Aloe Vera ein hervorragender natürlicher Feuchtigkeitsspender ist, der sich leicht in die tägliche Hautpflege integrieren lässt. Ihre vielfältigen Inhaltsstoffe bieten zahlreiche Vorteile und tragen zu einem gesunden, strahlenden Hautbild bei – ein wahrer Schatz der Natur für die tägliche Hautpflege.

## Anti-Aging-Effekte: Natürlicher Schutz vor Hautalterung

Aloe Vera, eine Wüstenpflanze mit beeindruckenden Adaptationen an raue Umweltbedingungen, hat in den letzten Jahrzehnten erheblich an Bedeutung in der Hautpflegebranche gewonnen. Besonders ihre Anti-Aging-Effekte machen sie zu einem begehrten Inhaltsstoff in zahlreichen Kosmetikprodukten. Die Fähigkeit der Aloe Vera, die Zeichen der Hautalterung zu verlangsamen, beruht auf einer komplexen Mischung ihrer chemischen Bestandteile, die synergetisch auf die Haut wirken.

## Feuchtigkeitsspendende Eigenschaften: Grundlage der Hautgesundheit

Ein herausragender Vorteil der Aloe Vera ist ihre bemerkenswerte Fähigkeit, Feuchtigkeit in der Haut zu binden. Diese hydrierenden Eigenschaften sind essentiell, um die Haut gesund und geschmeidig zu halten. Trockene Haut neigt schneller zu Fältchenbildung, da sie weniger elastisch ist. Aloe Vera wirkt dieser Trockenheit aktiv entgegen. Der hohe Wassergehalt der Pflanze (rund 99%) und das Vorhandensein von Polysacchariden tragen dazu bei, die Feuchtigkeit in den Hautzellen zu bewahren und die Hautbarriere zu stärken, was zu einem pralleren und jüngeren Hautbild führt.

## Antioxidative Wirkung: Bekämpfung freier Radikale

Freie Radikale entstehen durch Einflüsse wie UV-Strahlung, Umweltverschmutzung und Stress und schädigen die Hautzellen, was zu vorzeitiger Hautalterung führt. Aloe Vera enthält starke Antioxidantien wie Vitamin C, Vitamin E und Beta-Carotin, die freie Radikale neutralisieren und so den Alterungsprozess der Haut verlangsamen. Antioxidantien sind entscheidend für die Regeneration der Hautzellen und schützen vor oxidativem Stress, der für die Elastizität und Straffheit der Haut verantwortlich ist.

## Unterstützung der Kollagen- und Elastinproduktion

Kollagen und Elastin sind Proteine, die der Haut ihre Festigkeit und Elastizität verleihen. Mit zunehmendem Alter nimmt die Produktion dieser Proteine ab, was zu Falten und Erschlaffung der Haut führt. Studien haben gezeigt, dass Aloe Vera die Aktivität von Fibroblasten – den Zellen, die Kollagen und Elastin produzieren – stimulieren kann. Der in Aloin enthaltene Zytokin-Stimulatorkomplex regt die Wundheilung und Neubildung der Haut an, was zu einer glatteren und festeren Hautstruktur führt (Duansak et al., 2003).

## Enthaltende Enzyme und ihre regenerativen Fähigkeiten

Aloe Vera enthält eine Vielzahl von Enzymen, darunter Bradykinase, die bei der Reduktion von Hautentzündungen und -irritationen hilft. Diese Enzyme spielen auch eine Rolle bei der Entfernung abgestorbener Hautzellen, was zu einer beschleunigten Zellregeneration führt. Durch die Förderung des Zellumsatzes trägt Aloe Vera zur Verjüngung der Haut bei und reduziert gleichzeitig Altersflecken und Hyperpigmentierungen. Eine regelmäßige Anwendung von Aloe Vera kann somit helfen, einen klareren und gleichmäßigeren Teint zu bewahren.

## Anti-inflammatorische Eigenschaften

Entzündungen tragen wesentlich zur Hautalterung bei. Aloe Vera ist reich an Bestandteilen wie Salicylsäure und C-Glykosylchromon, die entzündungshemmende Eigenschaften besitzen. Indem diese Substanzen die Haut beruhigen und Rötungen reduzieren, tragen sie nicht nur zur Verringerung von Entzündungen bei, sondern fördern auch die Umwelt für die Zellreparatur und Regeneration, was längerfristig zu einer gesünderen und jünger aussehenden Haut beiträgt.

## Schutz und Reparatur durch Aminosäuren

Aloe Vera enthält 18 der 20 bekannten Aminosäuren sowie die 8 essenziellen Aminosäuren, die der menschliche Körper benötigt. Diese Aminosäuren sind die Bausteine von Proteinen und spielen eine entscheidende Rolle bei der Reparatur geschädigter Hautzellen und Gewebe. Sie helfen, die Struktur und Integrität der Haut zu erhalten und tragen zu ihrer allgemeinen Festigkeit und Elastizität bei. Dies ist besonders vorteilhaft bei der Bekämpfung der Hautalterung, da es die Fähigkeit der Haut unterstützt, sich selbst zu regenerieren und zu erneuern.

Zusammenfassend lässt sich sagen, dass die Anti-Aging-Effekte von Aloe Vera auf mehreren Ebenen greifen. Von der intensiven Feuchtigkeitsversorgung über die Bekämpfung freier Radikale bis hin zur Förderung der Kollagenproduktion – Aloe Vera bietet eine umfassende Lösung gegen die Zeichen der Hautalterung. Indem sie auf natürliche Weise die Hautgesundheit unterstützt und regeneriert, stellt Aloe Vera eine wertvolle Ergänzung jeder Hautpflegeroutine dar. Angesichts dieser Vielzahl an Vorteilen ist es kaum verwunderlich, dass Aloe Vera einen festen Platz in der modernen Anti-Aging-Hautpflege einnimmt.

# Aloe Vera in der Haarpflege: Natürliche Lösungen für gesundes Haar

## Anwendung von Aloe Vera zur Stärkung der Haarwurzeln

Die Aloe Vera-Pflanze, auch bekannt als „Wunderpflanze", hat ihre Stellung als natürliches Heilmittel und Schönheitsgeheimnis über Jahrhunderte hinweg behauptet. Besonders in der Haarpflege wird Aloe Vera zunehmend wegen ihrer angeblichen Vorteile für die Stärkung der Haarwurzeln geschätzt. In diesem Unterkapitel erfahren Sie, wie Aloe Vera auf die Haarwurzeln wirkt und wie Sie sie effektiv anwenden können, um kräftiges und gesundes Haar zu fördern.

### Die biochemische Zusammensetzung von Aloe Vera und ihre Wirkung auf die Haarwurzeln

Aloe Vera enthält eine Vielzahl von bioaktiven Verbindungen wie Vitamine A, C und E, die für ihre antioxidativen Eigenschaften bekannt sind. Diese Vitamine helfen, freie Radikale zu neutralisieren, die die Haarwurzeln schwächen und zu Haarausfall führen können. Zusätzlich enthält Aloe Vera Vitamin B12 und Folsäure, die beide wesentlich zur Vorbeugung von Haarausfall beitragen.

Enthaltene Enzyme wie Allantoin fördern die Zellregeneration und unterstützen die Reparatur von geschädigtem Haargewebe. Die entzündungshemmenden Eigenschaften der in der Aloe Vera vorkommenden Salicylsäure tragen ebenfalls dazu bei, die Kopfhaut zu beruhigen und die Gesundheit der Haarfollikel zu verbessern. Diese Kombination von Nährstoffen und bioaktiven Verbindungen macht Aloe Vera zu einem ausgezeichneten Mittel zur Stärkung der Haarwurzeln.

**Anwendungsmethoden von Aloe Vera zur Unterstützung starker Haarwurzeln**

Um die Vorteile von Aloe Vera für die Haarwurzeln vollständig auszuschöpfen, gibt es verschiedene effektive Methoden, die Sie in Ihre Haarpflegeroutine integrieren können.

*Direkte Anwendung des Aloe Vera Gels:* Eine der einfachsten und direktesten Methoden ist die direkte Anwendung des frischen Aloe Vera Gels auf die Kopfhaut. Schneiden Sie ein frisches Aloe Vera-Blatt ab, extrahieren Sie das Gel und massieren Sie es in die Kopfhaut ein. Lassen Sie es mindestens 20-30 Minuten einwirken, bevor Sie es mit lauwarmem Wasser und einem milden Shampoo ausspülen. Diese Behandlung kann 2-3 Mal pro Woche wiederholt werden, um optimale Ergebnisse zu erzielen.

*Aloe Vera-Shampoo:* Es gibt zahlreiche Shampoos auf dem Markt, die Aloe Vera als Hauptbestandteil enthalten. Achten Sie beim Kauf darauf, dass das Produkt einen hohen Anteil an reinem Aloe Vera-Gel enthält und frei von schädlichen Chemikalien wie Sulfaten und Parabenen ist. Ein solches Shampoo kann täglich verwendet werden und versorgt die Haarwurzeln kontinuierlich mit Nährstoffen.

*Selbstgemachte Aloe Vera-Haarmasken:* Neben kommerziellen Produkten können Sie auch Ihre eigene Haarmaske zu Hause herstellen. Mischen Sie reines Aloe Vera-Gel mit anderen nährstoffreichen Inhaltsstoffen wie Kokosöl, Jojobaöl oder Honig. Tragen Sie die Maske großzügig auf die Kopfhaut und das Haar auf, lassen Sie sie mindestens 30 Minuten einwirken und spülen Sie sie dann gründlich aus. Solche Masken können einmal wöchentlich verwendet werden.

## Vorbeugung und Behandlung von Kopfhautproblemen mit Aloe Vera

Alopecia und andere Kopfhautprobleme können das Haarwachstum erheblich behindern. Dank ihrer entzündungshemmenden und antibakteriellen Eigenschaften kann Aloe Vera dazu beitragen, Kopfhautprobleme wie Schuppen, Seborrhoe und Psoriasis zu lindern. Das regelmäßige Auftragen von Aloe Vera-Gel auf betroffene Stellen kann Juckreiz, Rötungen und Entzündungen reduzieren, was wiederum ein gesundes Umfeld für das Nachwachsen der Haare schafft.

Ebenfalls bemerkenswert ist die feuchtigkeitsspendende Eigenschaft von Aloe Vera. Eine gut hydrierte Kopfhaut ist weniger anfällig für Irritationen und Trockenheit, die häufig zu Haarausfall führen können. Die in Aloe Vera enthaltenen Polysaccharide helfen dabei, Feuchtigkeit zu binden und die Kopfhaut langanhaltend zu hydratisieren.

## Zusammenfassung und praktische Tipps

Die regelmäßige Anwendung von Aloe Vera zur Stärkung der Haarwurzeln bietet zahlreiche Vorteile. Die Kombination aus wertvollen Vitaminen, Enzymen und entzündungshemmenden Wirkstoffen sorgt dafür, dass Ihre Kopfhaut gesund bleibt und Ihre Haarwurzeln gestärkt werden.

Für die besten Ergebnisse ist es wichtig, Aloe Vera konsequent in Ihre Haarpflegeroutine zu integrieren. Ob durch direkte Anwendung, die Nutzung von Aloe Vera-basierenden Shampoos oder selbstgemachten Masken – die Möglichkeiten, von den heilenden Eigenschaften dieser bemerkenswerten Pflanze zu profitieren, sind vielfältig und leicht umzusetzen.

Indem Sie Aloe Vera zur Stärkung Ihrer Haarwurzeln verwenden, können Sie nicht nur Haarausfall vorbeugen, sondern auch insgesamt kräftigere, glänzendere und gesündere Haare fördern. Experimentieren Sie mit den verschiedenen Methoden und finden Sie heraus, welche am besten für Ihren Haartyp und Ihre Bedürfnisse geeignet ist. Durch die Integration dieses natürlichen Heilmittels in Ihre tägliche Haarpflege können Sie nachhaltig von den Vorteilen der Aloe Vera profitieren.

**Natürliche Aloe Vera-Haarmasken: Rezepte und Anleitungen**

Die Verwendung von Aloe Vera in der Haarpflege ist keine Neuigkeit. Schon seit Jahrhunderten wird die Pflanze wegen ihrer heilenden und pflegenden Eigenschaften geschätzt. Besonders die Anwendung von Aloe Vera-

Haarmasken kann dabei helfen, verschiedene Haar- und Kopfhautprobleme auf natürliche Weise zu behandeln. In diesem Unterkapitel stellen wir einige bewährte Rezepte für Aloe Vera-Haarmasken vor und geben detaillierte Anleitungen zur Anwendung. Diese Masken pflegen nicht nur das Haar, sondern liefern auch wichtige Nährstoffe, die das Haarwachstum fördern und die Gesundheit der Kopfhaut unterstützen.

**Aloe Vera und Kokosöl Maske für intensiven Glanz**

Diese Maske ist ideal für trockenes und strapaziertes Haar. Kokosöl ist bekannt für seine feuchtigkeitsspendenden und nährenden Eigenschaften und in Kombination mit Aloe Vera entfaltet es seine volle Wirkung.

- 2 Esslöffel Aloe Vera Gel
- 2 Esslöffel extra natives Kokosöl

Beide Zutaten in einer Schüssel gut vermischen, bis eine homogene Paste entsteht. Tragen Sie die Maske gleichmäßig auf das feuchte Haar auf, beginnend von der Kopfhaut bis zu den Spitzen. Massieren Sie die Mischung sanft in die Kopfhaut ein und lassen Sie die Maske 30-45 Minuten einwirken. Spülen Sie anschließend gründlich mit warmem Wasser und einem milden Shampoo aus.

## Stärkende Aloe Vera und Honig Maske

Diese Maske ist perfekt für Menschen mit schwachem und brüchigem Haar. Honig wirkt als natürlicher Feuchtigkeitsspender und stellt verlorene Nährstoffe wieder her.

- 3 Esslöffel Aloe Vera Gel
- 1 Esslöffel Rohhonig
- 1 Esslöffel Olivenöl

Vermischen Sie alle Zutaten zu einer glatten Paste. Tragen Sie die Maske auf die gesamte Haarlänge und die Kopfhaut auf. Lassen Sie die Mischung für 20-30 Minuten einwirken und spülen Sie sie dann gründlich mit lauwarmem Wasser aus. Anschließend können Sie wie gewohnt Shampoo und Conditioner verwenden.

## Tiefenreinigende Aloe Vera und Zitronensaft Maske

Diese Maske eignet sich hervorragend für fettiges Haar und Schuppen. Zitronensaft wirkt adstringierend und hilft, überschüssiges Öl und abgestorbene Hautzellen zu entfernen.

- 2 Esslöffel Aloe Vera Gel
- 1 Esslöffel frischer Zitronensaft
- 1 Esslöffel Arganöl

Alle Zutaten gut vermischen und auf das feuchte Haar sowie die Kopfhaut auftragen. Massieren Sie die Mischung sanft ein und lassen Sie sie 15-20 Minuten einwirken. Spülen

Sie anschließend gründlich mit kaltem Wasser und folgen Sie der Routine mit Shampoo und Conditioner.

**Regenerierende Aloe Vera und Avocado Maske**

Diese Maske ist besonders reichhaltig und hilft besonders bei widerspenstigem und geschädigtem Haar. Avocado enthält wertvolle Fettsäuren und Vitamine, die das Haar nähren und stärken.

- 2 Esslöffel Aloe Vera Gel
- 1 reife Avocado (zerdrückt)
- 1 Esslöffel Jojobaöl

Mischen Sie alle Zutaten, bis eine glatte Paste entsteht. Tragen Sie die Maske auf das Haar und die Kopfhaut auf, um sicherzugehen, dass alle Haarpartien bedeckt sind. Lassen Sie die Mischung 20-30 Minuten einwirken und spülen Sie sie gründlich mit lauwarmem Wasser aus.

**Anwendungstipps und Hinweise**

Um das Beste aus den Aloe Vera-Haarmasken herauszuholen, beachten Sie folgende Tipps:

- Testen Sie die Maske zuerst an einer kleinen Hautstelle, um allergische Reaktionen auszuschließen.
- Wenden Sie die Masken regelmäßig, aber nicht zu oft an – ein bis zweimal pro Woche ist ausreichend.

- Verwenden Sie nach dem Ausspülen der Maske ein mildes Shampoo, um Rückstände gründlich zu entfernen.
- Spülen Sie die Masken immer mit lauwarmem oder kaltem Wasser aus. Heißes Wasser kann das Haar austrocknen.

Die regelmäßige Anwendung dieser natürlichen Haarmasken mit Aloe Vera wird nicht nur das Erscheinungsbild Ihres Haares verbessern, sondern auch dessen Gesundheit nachhaltig fördern. Die vielseitigen Eigenschaften der Aloe Vera und die zusätzlichen naturbelassenen Inhaltsstoffe bieten eine umfassende Pflege und Schutz für Ihre Haarpracht. Versuchen Sie es und genießen Sie die beruhigende und heilende Wirkung der Natur auf Ihr Haar.

**Aloe Vera bei trockener Kopfhaut und Schuppen: Wirkung und Anwendungshinweise**

Trockene Kopfhaut und Schuppen sind häufige Probleme, die sowohl unangenehm als auch schwer zu behandeln sein können. Glücklicherweise bietet Aloe Vera eine natürliche und wirkungsvolle Lösung, die bereits seit Jahrhunderten in der traditionellen Medizin Anwendung findet. In diesem Unterkapitel erfahren Sie mehr über die Wirkung von Aloe

Vera bei trockener Kopfhaut und Schuppen sowie detaillierte Anwendungshinweise.

**Die Ursachen für trockene Kopfhaut und Schuppen**

Trockene Kopfhaut entsteht oft durch eine unzureichende Talgproduktion, Umweltfaktoren wie kaltes Wetter oder das Verwenden aggressiver Haarpflegeprodukte. Schuppen entstehen meist durch das Wachstum eines Hefepilzes namens Malassezia, der in den Talgdrüsen der Kopfhaut vorkommt und bei einer Überproduktion zu Entzündungen und Hautschuppen führen kann. Juckreiz, Rötungen und Unwohlsein sind häufige Begleiterscheinungen.

**Wirkung von Aloe Vera auf trockene Kopfhaut und Schuppen**

Aloe Vera ist bekannt für ihre heilenden und beruhigenden Eigenschaften, die sowohl bei trockener Kopfhaut als auch bei Schuppen von Nutzen sein können. Die in Aloe Vera enthaltenen Polysaccharide, Vitamine und Mineralien tragen zu einer gesunden Kopfhaut und glänzendem Haar bei. Zu den Hauptkomponenten, die eine positive Wirkung entfalten, gehören:

- **Feuchtigkeitsversorgung:** Aloe Vera ist ein ausgezeichneter Feuchtigkeitsspender. Der hohe

Wassergehalt in der Pflanze versorgt die Kopfhaut intensiv mit Feuchtigkeit und hilft, Trockenheit zu lindern.

- **Entzündungshemmung:** Aloe Vera enthält Verbindungen wie Salicylsäure und Enzyme, die Entzündungen reduzieren und beruhigen können. Dies hilft dabei, Juckreiz und Rötungen zu lindern.
- **Antifungale Wirkung:** Die antiseptischen Eigenschaften von Aloe Vera bekämpfen Pilze und Bakterien auf der Kopfhaut, was besonders bei Schuppen durch Malassezia-Hefepilze nützlich ist.
- **Förderung der Zellregeneration:** Aloe Vera unterstützt die Regeneration der Hautzellen und fördert die Heilung von geschädigten Hautpartien auf der Kopfhaut.

## Anwendung Hinweise für Aloe Vera bei trockener Kopfhaut und Schuppen

Um die Vorteile von Aloe Vera optimal zu nutzen, ist es wichtig, das Gel sorgfältig und regelmäßig anzuwenden. Hier sind einige bewährte Methoden zur Anwendung:

- **Rohes Aloe Vera Gel:** Schneiden Sie ein frisches Aloe Vera-Blatt ab und extrahieren Sie das Gel. Tragen Sie das Gel direkt auf die Kopfhaut auf und massieren Sie es sanft ein. Lassen Sie es für 30 Minuten einwirken und waschen Sie es anschließend mit einem milden Shampoo aus.

- **Aloe Vera Shampoo:** Verwenden Sie ein Shampoo, das einen hohen Anteil an reinem Aloe Vera Gel enthält. Achten Sie darauf, dass das Produkt keine aggressiven Chemikalien und Duftstoffe enthält, die die Kopfhaut weiter austrocknen könnten.

- **Aloe Vera und Teebaumöl-Mischung:** Mischen Sie 2 Esslöffel Aloe Vera Gel mit 5 Tropfen Teebaumöl. Diese Mischung wirkt stark antifungal und entzündungshemmend. Tragen Sie sie einmal wöchentlich auf die Kopfhaut auf und lassen Sie sie für mindestens 20 Minuten einwirken, bevor Sie die Kopfhaut gründlich ausspülen.

- **Aloe Vera Haarmaske:** Kombinieren Sie Aloe Vera Gel mit natürlichem Joghurt und Honig. Diese Maske spendet intensive Feuchtigkeit und beruhigt die Kopfhaut. Bewerben Sie die Maske einmal pro Woche und lassen Sie sie für 30 Minuten einwirken.

### Wichtige Hinweise zur Anwendung

1. Machen Sie einen Patch-Test: Obwohl Aloe Vera als sehr hautverträglich gilt, sollten Sie vor der ersten Anwendung einen Patch-Test durchführen. Tragen Sie eine kleine Menge des Gels auf eine unauffällige Stelle der Haut auf und beobachten Sie sie 24 Stunden lang auf mögliche Reaktionen.

2. Regelmäßigkeit: Für optimale Ergebnisse empfiehlt es sich, Aloe Vera regelmäßig über einen längeren Zeitraum anzuwenden. Die Hautzellen benötigen Zeit zur Regeneration und Anpassung.

3. Qualität des Gels: Achten Sie auf die Qualität des Aloe Vera Gels. Optimal ist das Gel aus frischen Blättern oder hochwertige, kommerziell erhältliche Produkte mit hohem Reinheitsgrad.

Die Anwendung von Aloe Vera bei trockener Kopfhaut und Schuppen kann eine natürliche und effektive Lösung sein, die nicht nur Symptome lindert, sondern auch die Gesundheit der Kopfhaut nachhaltig verbessert. Durch die regelmäßige Verwendung von Aloe Vera können Sie eine gesunde, hydratisierte und schuppenfreie Kopfhaut erreichen, die die Basis für kräftiges und glänzendes Haar bildet.

# Innere Anwendung: Entgiftung und Verdauungsförderung durch Aloe Vera

## Die Rolle von Aloe Vera bei der Unterstützung der Leberfunktion

Die Leber ist eines der wichtigsten Organe im menschlichen Körper, verantwortlich für eine Vielzahl von lebenswichtigen Funktionen, darunter die Entgiftung von Schadstoffen, die Produktion lebenswichtiger Proteine und die Regulierung des Stoffwechsels. Angesichts ihrer zentralen Rolle ist es von entscheidender Bedeutung, die Lebergesundheit zu unterstützen und sicherzustellen, dass dieses Organ optimal arbeitet. Eine natürliche und wirksame Möglichkeit, die Leberfunktion zu fördern, bietet die Aloe Vera.

Aloe Vera ist bekannt für ihre entzündungshemmenden, antioxidativen und regenerativen Eigenschaften. Diese Pflanze enthält eine Vielzahl von biologisch aktiven Verbindungen, die eine positive Wirkung auf die Leberfunktion haben können. Zu den wichtigsten Inhaltsstoffen der Aloe Vera gehören Vitamine, Mineralien, Enzyme, Polysaccharide und essentielle Aminosäuren. Diese Komponenten spielen eine wesentliche Rolle bei der Unterstützung und Aufrechterhaltung der Lebergesundheit.

## Entgiftung und Schutz der Leber

Die Leber entgiftet den Körper, indem sie Toxine und schädliche Substanzen abbaut und beseitigt. Aloe Vera kann diesen Prozess fördern, indem sie die natürlichen Entgiftungsmechanismen der Leber unterstützt. Studien haben gezeigt, dass Aloe Vera antioxidative Eigenschaften besitzt, die freie Radikale neutralisieren und somit oxidative Schäden an den Leberzellen verhindern können (Sharma, S., et. al., 2008). Darüber hinaus enthalten Aloe Vera Gel und Aloe Vera Saft Polysaccharide, die die Leber dabei unterstützen, Abfallprodukte effizienter zu verarbeiten und aus dem Körper zu transportieren.

## Förderung der Enzymaktivität

Aloe Vera kann zudem die Aktivität bestimmter Leberenzyme fördern, die für den Stoffwechsel und die Verarbeitung von Nährstoffen und Toxinen erforderlich sind. Diese Enzyme spielen eine Schlüsselrolle bei der Umwandlung von Nährstoffen in Energie und bei der Entsorgung von toxischen Substanzen. Laut einer Studie kann die

Einnahme von Aloe Vera Saft die Spiegel der Leberenzyme Alaninaminotransferase (ALT) und Aspartataminotransferase (AST) normalisieren (<u>Rajasekaran, S., et. al., 2012</u>), die oft als Marker für Leberschäden verwendet werden. Die regelmäßige Einnahme von Aloe Vera Produkten kann somit die Leberfunktion verbessern und vor Schäden durch toxische Substanzen schützen.

## Regeneration des Lebergewebes

Eine der beeindruckendsten Eigenschaften der Aloe Vera ist ihre Fähigkeit, das Wachstum und die Regeneration von Geweben zu fördern. Dies gilt insbesondere für die Leber, die eine einzigartige Fähigkeit zur Selbstregeneration besitzt. Aloe Vera enthält Wirkstoffe, die die Zellteilung und -erneuerung stimulieren können. Dazu gehören verschiedene Wachstumsfaktoren und Polysaccharide, die die Regeneration der Leberzellen unterstützen.

## Gallensäureproduktion und Fettstoffwechsel

Ein weiterer wichtiger Aspekt der Leberfunktion ist die Produktion von Gallenflüssigkeit, die für die Fettverdauung notwendig ist. Aloe Vera kann die Produktion und den Fluss der Gallenflüssigkeit unterstützen, was wiederum die Fettverdauung verbessert und die Ansammlung von Fett in der Leber verhindert. Dies ist besonders wichtig für die Vermeidung von Fettlebererkrankungen, die durch übermäßige Fettansammlungen in der Leber gekennzeichnet sind.

## Anti-inflammatorische Eigenschaften

Entzündungen können die Gesundheit der Leber erheblich beeinträchtigen und zu verschiedenen Lebererkrankungen beitragen. Aloe Vera besitzt starke entzündungshemmende Eigenschaften, die die Leber vor entzündlichen Prozessen schützen können. Diese Wirkung wird hauptsächlich den in Aloe Vera enthaltenen Polysacchariden, Enzymen und sekundären Pflanzenstoffen zugeschrieben, die die Produktion von entzündungsfördernden Zytokinen reduzieren (Deep, G., et. al., 2013).

Zusammenfassend lässt sich sagen, dass Aloe Vera eine vielseitige Pflanze ist, die auf verschiedene Weise zur Unterstützung und Verbesserung der Leberfunktion beitragen kann. Sie bietet antioxidative, entzündungshemmende und regenerierende Eigenschaften, die die Leber vor Schäden schützen und ihre Entgiftungsfähigkeit fördern. Darüber hinaus unterstützt Aloe Vera die Produktion von Leberenzyme und Gallenflüssigkeit, was entscheidend für die allgemeine Gesundheit und Leistungsfähigkeit dieses lebenswichtigen Organs ist.

# Aloe Vera als natürlicher Verdauungshelfer: Anwendung und Vorteile

Aloe Vera, weithin bekannt für ihre heilenden Eigenschaften bei äußerlicher Anwendung, birgt auch ein enormes Potenzial als natürlicher Verdauungshelfer. Ihre vielseitigen Inhaltsstoffe wie Vitamine, Mineralstoffe, Enzyme und Aminosäuren wirken synergistisch, um die Gesundheit des Verdauungssystems zu fördern und gleichzeitig das allgemeine Wohlbefinden zu steigern. In diesem Unterkapitel beleuchten wir die Anwendungsmöglichkeiten von Aloe Vera für die innere Anwendung und die damit verbundenen Vorteile für das Verdauungssystem.

## Förderung der Verdauung durch Enzyme

Ein entscheidender Vorteil der inneren Anwendung von Aloe Vera ist ihr positiver Einfluss auf die Verdauung. Aloe Vera enthält eine Reihe von Enzymen, darunter Amylase, Lipase und Cellulase. Diese Enzyme unterstützen den Körper bei der Aufspaltung von Proteinen, Fetten und Ballaststoffen, was zu einer effizienteren Nährstoffaufnahme und verbesserten Verdauung führen kann. Besonders bemerkenswert ist die Wirkung von Amylase und Lipase, die die Aufspaltung von Kohlenhydraten und Fetten erleichtern und somit die Verdauungsprozesse optimieren.

**Reduktion von Entzündungen im Verdauungstrakt**

Die entzündungshemmenden Eigenschaften von Aloe Vera spielen ebenfalls eine bedeutende Rolle in der Unterstützung der Verdauungsgesundheit. Verschiedene bioaktive Verbindungen in Aloe Vera, wie z.B. Anthrachinone und Salicylsäure, tragen dazu bei, Entzündungen im Magen-Darm-Trakt zu reduzieren. Chronische Entzündungen können die Ursache für zahlreiche Verdauungsprobleme wie Reizdarmsyndrom (IBS) oder entzündliche Darmerkrankungen (IBD) sein. Durch die regelmäßige Einnahme von Aloe Vera können diese Entzündungen gemindert und die Symptome gelindert werden.

**Förderung des gesunden Stuhlgangs**

Aloe Vera hat eine sanft abführende Wirkung, die hilfreich bei der Behandlung von Verstopfung sein kann. Enthaltene Verbindungen wie Aloin und Emodin wirken als natürliche Laxantien und fördern die Darmbewegung, was einen regelmäßigen und gesunden Stuhlgang unterstützt. Dies ist besonders wertvoll für Personen, die unter chronischer Verstopfung leiden oder deren Verdauungssystem träge arbeitet. Es ist jedoch ratsam, die Dosierung vorsichtig zu kontrollieren, um unerwünschte Nebenwirkungen zu vermeiden.

## Magenschutz und Linderung von Magenbeschwerden

Aloe Vera kann auch dazu beitragen, die Magenschleimhaut zu schützen und Magenbeschwerden zu lindern. Ihre schleimartigen Bestandteile bilden eine schützende Schicht über den Schleimhäuten des Verdauungssystems und können dadurch Reizungen und Entzündungen reduzieren. Dies ist besonders nützlich für Personen, die unter saurem Reflux, Geschwüren oder Magenschmerzen leiden. Aloe Vera kann helfen, die Magensäure zu regulieren und den pH-Wert im Magen auszugleichen, was zu einer Linderung der Symptome beitragen kann.

## Anwendung und Dosierung

Die innere Anwendung von Aloe Vera zur Förderung der Verdauung kann in verschiedenen Formen erfolgen, einschließlich Aloe-Vera-Saft, Gelkapseln oder als Bestandteil von Nahrungsergänzungsmitteln. Es ist wichtig, qualitativ hochwertige Produkte zu wählen, die frei von unerwünschten Zusatzstoffen sind. Eine übliche Anfangsdosis für die Verdauungsförderung liegt bei 30-50 ml Aloe-Vera-Saft pro Tag, wobei die Dosis schrittweise erhöht werden kann, bis die gewünschte Wirkung erzielt wird. Es wird empfohlen, Aloe Vera auf nüchternen Magen, am besten vor dem Frühstück, einzunehmen, um eine optimale Absorption und Wirkung zu gewährleisten.

**Sicherheit und Vorsichtsmaßnahmen**

Obwohl Aloe Vera als sicher gilt, ist es wichtig, sich der möglichen Nebenwirkungen bewusst zu sein, insbesondere bei übermäßiger Einnahme. Übermäßig hohe Dosen können zu Durchfall, Magenkrämpfen oder Elektrolytstörungen führen. Schwangere Frauen, stillende Mütter und Personen mit bestehenden gesundheitlichen Problemen sollten vor der Einnahme von Aloe Vera einen Arzt konsultieren. Es ist entscheidend, die empfohlene Dosierung einzuhalten und auf die Signale des eigenen Körpers zu achten.

Aloe Vera bietet eine natürliche und effektive Möglichkeit, die Verdauungsgesundheit zu unterstützen und Beschwerden im Magen-Darm-Trakt zu lindern. Durch sorgfältige

Anwendung und Dosierung kann diese bemerkenswerte Pflanze einen wertvollen Beitrag zu einem gesunden und ausgewogenen Verdauungssystem leisten.

## Entgiftung des Körpers durch die innerliche Anwendung von Aloe Vera

Die innerliche Anwendung von Aloe Vera zur Entgiftung des Körpers erfreut sich seit Jahrhunderten großer Beliebtheit. Ursprünglich von alten ägyptischen Heilern genutzt, hat sich die Aloe Vera ihren Ruf als „Pflanze der Unsterblichkeit" redlich verdient. In unserer heutigen, mit Toxinen belasteten Welt gewinnt ihre entgiftende Wirkung wieder zunehmend an Bedeutung.

### Umfangreiche Nährstoffzusammensetzung

Aloe Vera enthält eine Fülle bioaktiver Substanzen, darunter Vitamine, Enzyme, Mineralien, Aminosäuren und Polysaccharide. Diese einzigartigen Inhaltsstoffe wirken synergistisch, um den Entgiftungsprozess im Körper zu fördern. Magnesium und Zink beispielsweise sind essentielle Cofaktoren in einer Vielzahl von Entgiftungsreaktionen der Leber. Die Polysaccharide tragen zur Förderung des

Immunsystems bei und unterstützen die Abwehr von schädlichen Substanzen.

## Förderung der Leberfunktion

Die Leber ist das Hauptentgiftungsorgan unseres Körpers, und Aloe Vera kann deren Funktion auf vielfältige Weise unterstützen. Die im Aloe Vera Gel enthaltenen Anthrachinone regen die Produktion von Verdauungsenzymen und Gallenflüssigkeit an, was für einen effizienten Stoffwechsel und die Ausscheidung von Toxinen unerlässlich ist. Eine gut funktionierende Leber ist entscheidend für die Aufrechterhaltung eines gesunden Körpers und Geists.

## Natürlicher Reinigungseffekt

Aloe Vera besitzt milde abführende Eigenschaften, die dabei helfen, den Verdauungstrakt von Ablagerungen und schädlichen Substanzen zu befreien. Die regelmäßige Einnahme von Aloe Vera kann somit eine natürliche Reinigung des Darms unterstützen. Dies ist insbesondere in einer Zeit, in der viele Menschen unter einer unzureichenden Verdauung und Darmträgheit leiden, wertvoll.

## Stärkung des Immunsystems

Ein gestärktes Immunsystem ist entscheidend für die effektive Entgiftung des Körpers. Die Polysaccharide in Aloe

Vera, insbesondere das Acemannan, haben gezeigt, dass sie das Immunsystem stimulieren und die Abwehrkräfte stärken. Ein gut funktionierendes Immunsystem kann Toxine effizienter erkennen und eliminieren.

## Hydration und Entwässerung

Die feuchtigkeitsspendenden Eigenschaften von Aloe Vera wirken sich nicht nur positiv auf die Haut aus, sondern auch auf die Hydratation des gesamten Körpers. Eine ausreichende Flüssigkeitszufuhr ist entscheidend für alle Entgiftungsprozesse. Aloe Vera hilft, den Wasserhaushalt im Körper zu regulieren und fördert gleichzeitig die Ausscheidung überschüssiger Flüssigkeit und gelöster Giftstoffe über die Nieren.

## Antioxidative Wirkung

Freie Radikale sind instabile Moleküle, die im Körper oxidative Schäden verursachen können. Aloe Vera ist reich an Antioxidantien wie Vitamin C und E sowie Beta-Carotin, die dazu beitragen, diese schädlichen Verbindungen zu neutralisieren. Diese antioxidative Wirkung trägt nicht nur zur Entgiftung bei, sondern schützt auch die Zellen vor vorzeitiger Alterung und Krankheiten.

## Anwendung und Dosierung

Die innere Anwendung von Aloe Vera sollte mit frischem Aloe Vera Gel aus der Pflanze oder mit hochwertigen Nahrungsergänzungsmitteln erfolgen. Eine gängige Praxis ist die tägliche Einnahme von ein bis zwei Esslöffeln frischen Gels oder den entsprechenden Mengen an Aloe Vera Saft. Es ist ratsam, mit einer geringeren Dosis zu beginnen und diese schrittweise zu erhöhen, um den Körper an die Wirkung zu gewöhnen.

Es ist wichtig darauf zu achten, Aloe Vera Produkte von höchster Qualität und Reinheit zu wählen, um von den gesundheitlichen Vorteilen maximal zu profitieren und Risiken zu vermeiden. Wie bei jeder Nahrungsergänzung sollte auch bei der Verwendung von Aloe Vera Rücksprache mit einem Arzt oder Heilpraktiker gehalten werden, insbesondere bei bestehenden gesundheitlichen Problemen oder der Einnahme von Medikamenten.


Zusammenfassend lässt sich sagen, dass die innerliche Anwendung von Aloe Vera eine wirkungsvolle Methode zur Unterstützung der natürlichen Entgiftungsprozesse des Körpers darstellt. Mit ihren reichhaltigen Inhaltsstoffen und vielfältigen positiven Effekten auf Leber, Verdauung, Immunsystem und antioxidativen Schutz ist Aloe Vera eine wertvolle Ergänzung für die Gesundheit. Innovationen und wissenschaftliche Studien werden weiterhin dazu

beitragen, das volle Potenzial dieser erstaunlichen Wüstenpflanze zu erforschen und zu nutzen.

# Aloe Vera in der traditionellen Medizin: Heilmittel aus der Natur

## Aloe Vera in der Ayurveda-Medizin: Anwendungen und Wirkungen

Aloe Vera hat seit Jahrtausenden ihren festen Platz in der traditionellen Medizin verschiedener Kulturen gefunden. Eine dieser medizinischen Traditionen ist das Ayurveda, das eine umfassende und ganzheitliche Sicht auf Gesundheit und Heilung einnimmt. Ayurveda, was aus dem Sanskrit übersetzt „Wissen vom Leben" bedeutet, integriert pflanzliche Heilmittel, spezielle Diäten und Körpertherapien, um das Gleichgewicht zwischen Körper, Geist und Seele zu fördern.

Die Anwendung von Aloe Vera im Ayurveda geht auf uralte Texte zurück, in denen die Pflanze unter dem Namen „Kumari" bekannt ist. „Kumari" bedeutet übersetzt „Mädchen" oder „junges Mädchen", was auf die verjüngenden und regenerierenden Eigenschaften der Pflanze hinweist.

**Wirkungen der Aloe Vera im Ayurveda**

Im Ayurveda wird die Aloe Vera als Tridosha ausgleichend angesehen, da sie harmonisierend auf die drei Doshas Vata, Pitta und Kapha wirken kann. Diese drei Doshas repräsentieren die grundlegenden Bioenergien im menschlichen Körper und ihre Balance ist entscheidend für Gesundheit und Wohlbefinden:

- **Vata**: Kontrolle über Bewegungen und das Nervensystem. Ein Ungleichgewicht kann zu Angst, Schlaflosigkeit und Verdauungsproblemen führen.
- **Pitta**: Regulierung von Stoffwechselprozessen und Körpertemperatur. Ein Pitta-Ungleichgewicht kann Entzündungen, Sodbrennen und Hautprobleme verursachen.
- **Kapha**: Verantwortlich für Struktur und Stabilität im Körper. Ein Ungleichgewicht kann zu Gewichtszunahme, Trägheit und Atemwegsproblemen führen.

Aloe Vera bringt durch ihre kühlenden und beruhigenden Eigenschaften vor allem Pitta ins Gleichgewicht. Während die innerliche Anwendung von Aloe Vera den Verdauungstrakt beruhigt und reinigt, kann die äußerliche Anwendung Hautentzündungen und Verbrennungen lindern.

**Anwendungen der Aloe Vera im Ayurveda**

Die Einsatzmöglichkeiten von Aloe Vera im Ayurveda sind äußerst vielfältig. Hier sind einige der häufigsten Anwendungen:

Verdauungsprobleme und Entgiftung

Ayurvedische Praktiker empfehlen Aloe Vera Saft zur Linderung von Verdauungsstörungen, inklusive Verstopfung und Säure-Reflux. Der Saft der Pflanze hilft, die Magensäure zu neutralisieren, Verdauungsenzyme zu unterstützen und die Darmflora zu fördern, was die Verdauung insgesamt verbessert. Regelmäßig eingenommener Aloe Vera Saft wirkt entgiftend und unterstützt die Leberfunktion.

Stärkung des Immunsystems

Aloe Vera ist reich an Vitaminen, Enzymen und Mineralstoffen, die das Immunsystem stärken. Im Ayurveda wird Aloe Vera oft in Kombination mit anderen Kräutern verwendet, um die körpereigene Abwehrkraft zu erhöhen und die allgemeine Gesundheit zu fördern.

## Frauenheilkunde

In der Ayurveda-Medizin hat Aloe Vera eine besondere Bedeutung in der Frauenheilkunde. Es wird genutzt, um den Menstruationszyklus zu regulieren, Menstruationsbeschwerden zu lindern und die Fruchtbarkeit zu fördern. Die kühlenden Eigenschaften der Pflanze können auch bei Hitzewallungen und anderen Wechseljahrsbeschwerden helfen.

## Hautgesundheit

Aloe Vera wird oft topisch auf die Haut aufgetragen, um bei verschiedenen Hauterkrankungen, wie Ekzemen, Psoriasis und Sonnenbrand, Linderung zu finden. Es unterstützt die Heilung von Wunden und optimiert die Hautregeneration durch seine hydratisierenden und entzündungshemmenden Eigenschaften.

In ayurvedischen Texten wird Aloe Vera auch für ihre Anti-Aging-Effekte geschätzt. Regelmäßige Anwendung kann dazu beitragen, Falten und andere Zeichen des Alterns zu reduzieren und die Haut jünger und strahlender aussehen zu lassen.

**Aloe Vera in ayurvedischen Präparaten**

Aufgrund ihrer umfangreichen heilenden Eigenschaften findet Aloe Vera auch ihren Weg in viele ayurvedische Präparate. Hier sind einige Beispiele:

## Kumari Asava

Ein fermentierter Kräuterwein, der aus Aloe Vera Saft hergestellt wird. Er wird häufig zur Unterstützung der Verdauung und zur Entgiftung verwendet.

## Kumari Kalpa

Eine ayurvedische Formel, die Aloe Vera in Kombination mit anderen Kräutern nutzt, um die Reproduktionsorgane zu stärken und die Fruchtbarkeit zu fördern.

**Fazit**

Die Integration von Aloe Vera in die ayurvedische Medizin verdeutlicht die vielseitigen gesundheitlichen Vorteile dieser erstaunlichen Pflanze. Ob zur Förderung der Verdauung, zur Unterstützung des Immunsystems, zur Frauenheilkunde oder zur Hautpflege – Aloe Vera hat sich als wertvolles Heilmittel etabliert, das auf die Bedürfnisse von Körper und Seele eingeht.

Das Wissen um die Anwendungen und Wirkungen von Aloe Vera im Ayurveda bietet eine tiefgehende Perspektive darauf, wie diese Pflanze zur ganzheitlichen Heilung beitragen kann. In einer Zeit, in der natürliche Heilmethoden immer mehr an Bedeutung gewinnen, bietet die Ayurveda-Medizin wertvolle Einblicke in die harmonisierende Kraft der Aloe Vera.

## Aloe Vera in der traditionellen chinesischen Medizin: Historische und moderne Perspektiven

Die Aloe Vera, oft als „Pflanze der Unsterblichkeit" bezeichnet, hat in der traditionellen chinesischen Medizin (TCM) eine lange und bedeutende Geschichte. Ihre vielseitigen Anwendungen reichen von der Förderung der inneren Gesundheit bis hin zur äußerlichen Behandlung von Hautbeschwerden. In diesem Unterkapitel werden wir sowohl die historischen Wurzeln als auch die modernen Perspektiven der Nutzung von Aloe Vera in der TCM beleuchten.

**Historischer Hintergrund**

Die Geschichte der Aloe Vera in der traditionellen chinesischen Medizin reicht mehrere Jahrtausende zurück. Erste Aufzeichnungen über die Verwendung von Aloe Vera in China finden sich in der Ming-Dynastie (1368–1644), insbesondere in dem berühmten medizinischen Buch „Bencao Gangmu" (《本草纲目》), auch bekannt als „Compendium of Materia Medica", von Li Shizhen. Li Shizhen dokumentierte eine breite Palette an Heilpflanzen und deren medizinischen Anwendungen, darunter auch die Aloe Vera, welche er als wirksames Mittel gegen Magenbeschwerden, Hauterkrankungen und zur Fiebersenkung beschrieb.


**Therapeutische Anwendungen in der TCM**

In der traditionellen chinesischen Medizin wird Aloe Vera ( 卢会, lú huì) klassifiziert als bitter und kalt, was sie hervorragend zur ausleitenden Therapie und zur Hitze-Klärung im Körper eignet. Ihre Anwendungen umfassen:

- **Entgiftung:** Aloe Vera wird häufig zur Entgiftung des Körpers genutzt. Ihr bitterer und kalter Charakter hilft, überschüssige Hitze aus dem Körper zu leiten und die Leberfunktion zu unterstützen. Dies kann bei Beschwerden wie chronischer Verstopfung oder Darmentzündungen hilfreich sein.
- **Verdauungsunterstützung:** In der TCM wird Aloe Vera zur Verbesserung der Verdauung und zur

Linderung von Magen-Darm-Problemen wie Blähungen und Sodbrennen verwendet. Die Pflanze fördert die Galleproduktion, was eine bessere Fettverdauung ermöglicht.

- **Hautgesundheit:** Äußerlich wird Aloe Vera bei verschiedenen Hautbeschwerden wie Verbrennungen, Hautausschlägen und Ekzemen angewandt. Ihre kühlende und entzündungshemmende Wirkung hilft, die Haut zu beruhigen und die Heilung zu fördern.

- **Immunsystem:** Aloe Vera wird auch zur Stärkung des Immunsystems genutzt. Die Polysaccharide in der Aloe Vera unterstützen die Produktion von weißen Blutkörperchen und fördern somit die Abwehrkräfte des Körpers.

**Moderne Forschung und Integration in die heutige TCM**

In den letzten Jahrzehnten hat die moderne Forschung zahlreiche bioaktive Verbindungen in der Aloe Vera nachgewiesen, die viele der traditionellen Anwendungen wissenschaftlich untermauern. Substanzen wie Acemannan, Aloin und verschiedene Enzyme tragen zu ihren vielfältigen gesundheitlichen Vorteilen bei.

Moderne TCM-Praktiker integrieren Aloe Vera in eine Vielzahl von Behandlungskonzepten. So wird Aloe Vera mittlerweile nicht nur bei traditionellen Beschwerden, sondern auch bei modernen Gesundheitsproblemen wie chronischen Entzündungen und Immunstörungen eingesetzt. Die Kombination von TCM und westlicher medizinischer Forschung ermöglicht einen ganzheitlichen Ansatz zur Behandlung und Gesundheitsförderung.

### Fallbeispiele und Anwendungsprotokolle

Ein Beispiel für den erfolgreichen Einsatz von Aloe Vera in der TCM ist ihre Anwendung bei chronischen Hauterkrankungen. In der Klinik für traditionelle chinesische Medizin der Universität Chengdu wird Aloe Vera Gel für die Behandlung von Psoriasis eingesetzt. Patienten berichten über eine deutliche Reduktion der Symptome und eine Verbesserung der Lebensqualität.

Ein weiteres Beispiel ist die Verwendung von Aloe Vera Saft bei Patienten mit gastrointestinalen Problemen. In Kombination mit anderen Kräutern wie Bai Zhu (Atractylodes macrocephala) und Gan Cao (Glycyrrhiza uralensis) wird Aloe Vera zur Herstellung von Tinkturen eingesetzt, die die Darmgesundheit fördern und Entzündungen reduzieren.

### Fazit

Aloe Vera hat in der traditionellen chinesischen Medizin einen festen Platz und wird aufgrund ihrer vielfältigen heilenden Eigenschaften sowohl in der Vergangenheit als auch in der Gegenwart geschätzt. Die moderne Wissenschaft unterstützt viele dieser traditionellen Anwendungen und öffnet neue Türen für innovative Behandlungsmethoden. Dies macht Aloe Vera zu einem unverzichtbaren Bestandteil sowohl der historischen als auch der modernen TCM.

## Aloe Vera in indigenen Heiltraditionen: Wissen aus den Kulturen der Ureinwohner

Aloe Vera, die imposante Wüstenpflanze mit den fleischigen Blättern, spielte und spielt immer noch eine zentrale Rolle in den Heiltraditionen indigener Völker weltweit. Die Vielfältigkeit der Anwendungen von Aloe Vera in diesen Gemeinschaften zeigt, wie tief verwurzelt das Wissen über ihre heilenden Eigenschaften in den kulturellen Praktiken der Ureinwohner ist. Dieses Unterkapitel widmet sich den Heiltraditionen der indigenen Völker Amerikas, Afrikas und Australiens. Es bietet einen Einblick in die Weise, wie Aloe Vera in der Gesundheitsversorgung und Alltagspraxis dieser Gemeinschaften eingesetzt wird und welche Traditionen heute noch lebendig sind.

**Die Heiltraditionen der Ureinwohner Nordamerikas**

Die Ureinwohner Nordamerikas, insbesondere die Navajo und die Lakota, haben die heilenden Eigenschaften der Aloe Vera seit Jahrhunderten genutzt. Die Navajo-Indianer kennen die Aloe Vera unter dem Namen "Wüstenlilie" und setzen sie in der traditionellen Heilkunde gegen Verbrennungen, Schnittwunden und Hautreizungen ein. Sie extrahieren das Gel aus den Blättern und tragen es direkt auf die betroffene Hautstelle auf, was zu einer schnellen Linderung führt.

Die Lakota nutzten Aloe Vera als Bestandteil ihrer rituellen und spirituellen Praktiken. Sie glaubten, dass die Pflanze heilende Energien besitzen würde, die sowohl den Körper als auch die Seele reinigen könnten. Traditionell wurde das Blattgel auch innerlich angewendet, um Verdauungsstörungen zu lindern, und manchmal auch in zeremoniellen Getränken verarbeitet, um spirituelle Klarheit zu fördern.

**Aloe Vera in den Kulturen Lateinamerikas**

Auch in den alten Kulturen Lateinamerikas wurde die Aloe Vera geschätzt. Die Maya und Azteken sahen in ihr eine multifunktionale Pflanze. Neben ihrer Rolle in religiösen Zeremonien, wurde Aloe Vera in der traditionellen Maya-Medizin als Allheilmittel betrachtet. Sie verwendeten das

Gel zur Heilung von Hautkrankheiten, Insektenstichen und zur Erfrischung und Beruhigung der Haut nach Sonnenexposition.

In der Aztekenkultur wurde Aloe Vera als Ergänzung zur Ernährung genutzt. Sie stellten aus den Blättern eine Art Getränk her, ähnlich einem heutigen Smoothie, welches zur Reinigung des Körpers diente. Dies diente nicht nur der allgemeinen Gesundheit, sondern auch der Vorbereitung auf religiöse Rituale. Darüber hinaus wurde Aloe Vera zur Herstellung von Salben verwendet, die bei der Behandlung von Gelenkschmerzen und anderen körperlichen Beschwerden halfen.

**Traditionen der Afrikanischen Stämme**

In Afrika, speziell in den Regionen von Namibia und Südafrika, spielt Aloe Vera in den Heiltraditionen der San und Hottentotten eine bedeutende Rolle. Diese Ureinwohner entdeckten die feuchtigkeitsspendenden und heilenden Eigenschaften der Pflanze durch Beobachtung der Tierwelt. Das Tierverhalten, insbesondere dass von Wüstentieren wie der Giraffe, die Aloe Vera fraßen, weckte das Interesse der San in der Traditionellen Heilkunst.

Die Pflanze wurde zur Behandlung von Magenbeschwerden und als natürliche Abführhilfe verwendet. Zudem kommt Aloe Vera in vielen Schönheitsritualen zum Einsatz. Die Frauen der San und Hottentotten benutzten das Gel zur Pflege ihrer Haut und zur Behandlung von Trockenheit und Sonnenbrand. Natürlich hergestellte Lotionen bewahrten das frische und gesunde Aussehen der Haut in den harschen Wüstenbedingungen.

**Aloe Vera in der Aborigine-Kultur**

Auch die indigenen Völker Australiens, die Aborigines, haben bereits seit Jahrhunderten die Heilkräfte der Aloe Vera erkannt und genutzt. In der traditionellen Heilkunst verwenden die Aborigines das Gel zur Behandlung von Hautinfektionen und Wunden. Darüber hinaus wurde sie angewendet, um den Körper bei Fieber zu kühlen und Entzündungen zu lindern.

Die Aborigines schätzen die energetische und heilende Kraft, die Aloe Vera durch ihre Anpassungsfähigkeit an extreme Klimabedingungen besitzt. Ihre Symbole und Geschichten betonen oft die Verbindung zwischen der Pflanze und der Lebensenergie, die sie spendet. In Zeiten des Mangels bietet Aloe Vera durch ihre Wasserspeicherung auch ernährungsphysiologische Vorteile, indem sie das Überleben stärkt und lebenswichtige Flüssigkeit im Körper bewahrt.

Aloe Vera ist somit nicht nur eine Pflanze, die in der modernen Naturkosmetik und Gesundheitsindustrie eine bedeutende Rolle spielt. Vielmehr zeigt der Respekt, den indigene Völker weltweit der Pflanze entgegenbringen, ihre Bedeutung als zuverlässiges Heilmittel seit Jahrhunderten. Das traditionelle Wissen, das durch Generationen überliefert wurde und noch heute in verschiedenen Kulturen gepflegt wird, ist Zeugnis der bemerkenswerten vielseitigen Anwendung der Aloe Vera in der Gesundheitsvorsorge und Schönheitspflege.

Indem wir diese alten Praktiken würdigen und in unseren modernen Alltag integrieren, können wir sowohl die alten Traditionen ehren als auch zeitlose Heilmethoden wieder anwenden. Aloe Vera ist somit ein lebendiges Beispiel für die unvergängliche Weisheit der Natur und das Wissen der indigenen Völker, das uns hilft, die Gesundheit auf natürliche Weise zu fördern und zu erhalten.

# Selbermachen: Rezepte und Anleitungen für Aloe Vera Produkte

## Aloe Vera Gel: Schritt-für-Schritt-Anleitung zur eigenen Herstellung

Aloe Vera ist nicht nur eine der vielseitigsten und heilkräftigsten Pflanzen, sondern auch erstaunlich einfach in der Anwendung, wenn es darum geht, eigene kosmetische und gesundheitliche Produkte herzustellen. In diesem Unterkapitel erfahren Sie, wie Sie Ihr eigenes Aloe Vera Gel herstellen können, das rein und frei von Zusatzstoffen ist. Dies ermöglicht eine maximale Nutzung der heilenden Eigenschaften der Pflanze. Aloe Vera Gel kann bei verschiedensten Hautproblemen angewendet werden, es hilft unter anderem bei Sonnenbrand, kleinen Hautirritationen und sorgt generell für eine gepflegte, mit Feuchtigkeit versorgte Haut.

### Schritt 1: Auswahl und Ernte der Aloe Vera Blätter

Beginnen Sie mit einem etablierten Aloe Vera Pflanze, die mindestens drei Jahre alt ist. Die älteren Blätter enthalten mehr wertvolle Wirkstoffe. Wählen Sie die äußeren, unteren Blätter der Pflanze aus, da diese am meisten Gel enthalten. Schneiden Sie die Blätter dicht am Stamm mit einem scharfen, sterilen Messer ab.

## Schritt 2: Vorbereitung der Aloe Vera Blätter

Waschen Sie die geschnittenen Blätter gründlich unter kühlem, fließendem Wasser ab, um mögliche Verunreinigungen zu entfernen. Anschließend legen Sie die Blätter für etwa 10-15 Minuten aufrecht in einem Gefäß, damit der gelbliche Saft, der Aloin enthält, auslaufen kann. Dieser Saft wirkt abführend und sollte nicht im Gel enthalten sein, da er Hautreizungen verursachen kann.

## Schritt 3: Gel-Extraktion

Legen Sie das Blatt auf ein Schneidebrett und schneiden Sie die stacheligen Ränder seitlich ab. Schneiden Sie das Blatt dann längs auf, um Zugang zum inneren, glibberigen Gel zu bekommen. Mit einem Löffel oder einem scharfen Messer können Sie das Gel vorsichtig herauskratzen und in eine saubere Schüssel geben. Vergewissern Sie sich, dass keine grünen Teile der Schale mit in das Gel gelangen.

## Schritt 4: Gel-Verarbeitung

Geben Sie das extrahierte Gel in einen sauberen Mixer und pürieren Sie es zu einer glatten, gleichmäßigen Masse. Diese Methode hilft, etwaige Klumpen zu entfernen und sorgt für eine angenehmere Anwendung des Gels. Wenn Sie das Gel zum ersten Mal herstellen, können Sie es auch durch ein Sieb oder Käsetuch streichen, um eine feinere Konsistenz zu erhalten.

## Schritt 5: Konservierung und Lagerung

Das frisch hergestellte Aloe Vera Gel kann für etwa eine Woche im Kühlschrank aufbewahrt werden. Um die Haltbarkeit zu erhöhen, können Sie einen natürlichen Konservierungsstoff wie Vitamin C oder Vitamin E hinzufügen. Ein Teelöffel Vitamin C-Pulver oder ein paar Tropfen Vitamin E-Öl wirken antioxidativ und schützen das Gel vor dem Verderben.

## Anwendung und Tipps

Ihr selbstgemachtes Aloe Vera Gel ist nun einsatzbereit! Tragen Sie es direkt auf die Haut auf, um Sonnenbrand zu lindern, Hautirritationen zu behandeln oder einfach die Feuchtigkeit Ihrer Haut zu erhalten. Es kann auch als Gesichtsmaske verwendet werden, indem Sie eine dünne

Schicht auftragen und 15-20 Minuten einwirken lassen, bevor Sie es mit lauwarmem Wasser abspülen.

Experten-Tipp: Wenn Sie vorhaben, das Gel für Haarpflegeprodukte zu nutzen, mischen Sie es mit ätherischen Ölen wie Teebaumöl oder Lavendelöl für zusätzliche vorteilhafte Eigenschaften. Aloe Vera Gel eignet sich hervorragend als Leave-In-Conditioner, der das Haar hydratisiert und nährt.

Insgesamt ist die Herstellung von Aloe Vera Gel eine einfache und lohnenswerte Aufgabe, die sicherstellt, dass Sie die reinsten und wirkungsvollsten Produkte verwenden. Mit ein wenig Geduld und den richtigen Zutaten können Sie sicherstellen, dass Sie alle natürlichen Vorteile dieser erstaunlichen Pflanze nutzen.

**Hausgemachte Aloe Vera Hautcreme: Rezept und Anwendung**

Die Haut ist unser größtes Organ und verdient besondere Aufmerksamkeit und Pflege. Aloe Vera, die "Wunderpflanze" der Natur, bietet eine ausgezeichnete Basis für eine

Vielzahl von Hautpflegeprodukten. In diesem Unterkapitel werden wir ein detailliertes Rezept für eine hausgemachte Aloe Vera Hautcreme vorstellen, die nicht nur einfach herzustellen ist, sondern auch frei von künstlichen Zusätzen und potentiell schädlichen Chemikalien.

**Zutaten für die hausgemachte Aloe Vera Hautcreme**

Bevor wir mit dem Rezept beginnen, schauen wir uns die notwendigen Zutaten an. Diese sollten möglichst in Bio-Qualität beschafft werden, um die Reinheit und Wirksamkeit der Hautcreme zu garantieren.

- **80 ml Aloe Vera Gel:** Achte darauf, dass das Gel von frischen Blättern stammt oder ein qualitativ hochwertiges, reines Produkt ohne Zusatzstoffe ist.
- **30 ml Kokosöl:** Kokosöl ist für seine feuchtigkeitsspendenden Eigenschaften bekannt und sorgt dafür, dass die Haut geschmeidig und weich bleibt.
- **20 ml Mandelöl:** Mandelöl ist reich an Vitamin E und eignet sich hervorragend zur Pflege trockener Haut.
- **10 g Bienenwachs:** Bienenwachs hilft, die Feuchtigkeit in der Haut zu bewahren und verleiht der Creme eine angenehme Konsistenz.
- **5 Tropfen ätherisches Lavendelöl:** Dieses Öl wirkt beruhigend und fördert die Heilung der Haut. Alternativ können andere ätherische Öle nach Belieben verwendet werden.
- **1 Vitamin E-Kapsel:** Vitamin E dient als Antioxidans

und verlängert die Haltbarkeit der Creme.

## Schritt-für-Schritt-Anleitung

Nun, da wir alle Zutaten beisammen haben, können wir mit der Herstellung der Hautcreme beginnen. Befolge die nachstehenden Schritte sorgfältig, um ein optimales Ergebnis zu erzielen.

1. **Vorbereitung:** Sterilisiere alle Utensilien und Behälter, die du verwenden wirst. Dies stellt sicher, dass keine unerwünschten Keime in deine Hautcreme gelangen.

2. **Erhitzen der Öle und Wachse:** Gib das Kokosöl, Mandelöl und Bienenwachs in eine Metallschüssel und erhitze sie im Wasserbad, bis das Bienenwachs vollständig geschmolzen ist. Rühre die Mischung kontinuierlich, um eine gleichmäßige Konsistenz sicherzustellen.

3. **Abkühlen lassen:** Entferne die Schüssel aus dem Wasserbad und lasse die Mischung leicht abkühlen. Sie sollte nicht zu heiß sein, damit die nachfolgenden Zutaten ihre Wirksamkeit nicht verlieren.

4. **Aloe Vera Gel hinzufügen:** Gib das Aloe Vera Gel langsam zur öligen Mischung hinzu. Rühre dabei kontinuierlich, bis sich das Gel vollständig mit den Ölen

und dem Wachs vermischt hat.

5. **Ätherisches Öl und Vitamin E hinzufügen:** Füge die 5 Tropfen ätherisches Lavendelöl und den Inhalt der Vitamin E-Kapsel hinzu. Rühre die Mischung gut um.

6. **Aufbewahren:** Gieße die fertige Creme in sterilisierten Glastiegel oder -dosen. Lasse die Creme vollständig abkühlen, bevor du die Behälter verschließt.

### Anwendung der Aloe Vera Hautcreme

Die Anwendung der hausgemachten Aloe Vera Hautcreme ist denkbar einfach. Sie kann täglich auf Gesicht und Körper aufgetragen werden, um die Haut mit Feuchtigkeit zu versorgen und zu pflegen. Hier einige Tipps zur optimalen Anwendung:

- **Reinige deine Haut:** Trage die Creme auf saubere Haut auf, um maximale Absorption und Wirksamkeit sicherzustellen.
- **Morgens und abends:** Nutze die Creme idealerweise zweimal täglich, morgens und abends, um deine Haut optimal zu pflegen.
- **Sanft einmassieren:** Massiere die Creme sanft in die Haut ein, um die Durchblutung zu fördern und die Inhaltsstoffe tief eindringen zu lassen.
- **Hände nicht vergessen:** Auch die Hände profitieren von der pflegenden Wirkungen der Aloe Vera

Hautcreme. Trage sie besonders nach dem Händewaschen auf, um Trockenheit zu vermeiden.

**Aufbewahrung und Haltbarkeit**

Da die Creme keine künstlichen Konservierungsstoffe enthält, sollte sie innerhalb weniger Wochen aufgebraucht werden. Bewahre sie an einem kühlen, dunklen Ort auf, um die Haltbarkeit zu verlängern. Es ist auch möglich, kleine Portionen der Creme im Kühlschrank zu lagern, um sie über einen längeren Zeitraum hinweg frisch zu halten.

**Fazit**

Die Herstellung einer eigenen Aloe Vera Hautcreme ist nicht nur eine erfüllende Tätigkeit, sondern auch ein wichtiger Schritt in Richtung einer natürlichen und nachhaltigen Hautpflege. Mit den oben genannten Zutaten und Anleitungen kannst du eine wirkungsvolle und hautfreundliche Creme herstellen, die deine Haut gesund, strahlend und hydratisiert hält. Probiere es aus und entdecke die vielfältigen Vorteile der Aloe Vera in deiner täglichen Pflegeroutine!

# DIY Aloe Vera Haarpflegeprodukte: Shampoos und Conditioner aus der Natur

Die Haarpflege mit Aloe Vera hat in den letzten Jahren zunehmend an Popularität gewonnen. Der Grund dafür liegt in den zahlreichen vorteilhaften Eigenschaften, die Aloe Vera für das Haar bietet. Sie ist reich an Vitaminen, Aminosäuren, Enzymen und Mineralstoffen, die alle zusammenwirken, um das Haar zu stärken, zu pflegen und gesund zu halten. In diesem Unterkapitel erfahren Sie, wie Sie Ihre eigenen Aloe Vera Shampoos und Conditioner herstellen können. Diese DIY-Produkte sind frei von schädlichen Chemikalien und bieten eine natürliche Alternative zu kommerziellen Haarpflegeprodukten.

### Aloe Vera Shampoo: Ein Grundrezept

Der erste Schritt zur Herstellung eines natürlichen Aloe Vera Shampoos ist die Gewinnung des Aloe Vera Gels. Dazu benötigen Sie ein frisches Aloe Vera Blatt, das Sie der Länge nach aufschneiden und das Gel vorsichtig mit einem Löffel herauskratzen. Bewahren Sie das Gel in einem luftdichten Behälter im Kühlschrank auf, bis es zur Verwendung bereit ist. Nun zur eigentlichen Herstellung des Shampoos:

1. **Zutaten:**
   - 1/4 Tasse flüssige Castile-Seife
   - 1/4 Tasse reines Aloe Vera Gel
   - 1 Teelöffel Jojobaöl
   - 10 Tropfen ätherisches Lavendelöl
   - 1 Teelöffel pflanzliches Glycerin (optional, für zusätzliche Feuchtigkeit)

2. **Zubereitung:**
   Mischen Sie die Castile-Seife und das Aloe Vera Gel in einer Schüssel. Fügen Sie das Jojobaöl, das ätherische Lavendelöl und, falls gewünscht, das pflanzliche Glycerin hinzu. Rühren Sie die Mischung gut um, bis alle Zutaten vollständig miteinander vermengt sind. Füllen Sie das Shampoo in eine saubere Flasche mit einem Pumpspender für eine einfache Anwendung während des Duschens.

**Anwendung und Vorteile**

Tragen Sie das selbstgemachte Aloe Vera Shampoo auf das nasse Haar auf und massieren Sie es sanft in die Kopfhaut ein. Es reinigt das Haar gründlich, ohne es auszutrocknen, und fördert gleichzeitig eine gesunde Kopfhaut. Jojobaöl sorgt für zusätzliche Feuchtigkeit und Glanz, während Lavendelöl einen angenehmen Duft und beruhigende Eigenschaften bietet.

**Aloe Vera Conditioner: Ein pflegendes Rezept**

Ein pflegender Conditioner ist unerlässlich, um das Haar nach der Reinigung zu entwirren und ihm Feuchtigkeit zu spenden. Aloe Vera ist ideal für Conditioner, da es tief in den Haarschacht eindringt und dabei hilft, ihn von innen heraus zu stärken.

1. **Zutaten:**
   - 1/2 Tasse reines Aloe Vera Gel
   - 2 Esslöffel Kokosöl (leicht erwärmt, um es flüssig zu machen)
   - 1 Esslöffel Honig
   - 10 Tropfen ätherisches Rosmarinöl

2. **Zubereitung:**
   Mischen Sie das Aloe Vera Gel, das flüssige Kokosöl und den Honig in einer Schüssel. Fügen Sie das ätherische Rosmarinöl hinzu und rühren Sie die Mischung gut um, bis sie eine homogene Konsistenz erreicht. Füllen Sie den Conditioner in einen sauberen Behälter.

**Anwendung und Vorteile**

Nach der Haarwäsche tragen Sie den Aloe Vera Conditioner auf das feuchte Haar auf, insbesondere auf die Haarspitzen. Lassen Sie den Conditioner für etwa 5-10 Minuten einwirken, damit die Nährstoffe gut in das Haar eindringen können. Spülen Sie den Conditioner anschließend gründlich aus. Kokosöl und Honig wirken feuchtigkeitsspendend und pflegend und tragen dazu bei, dass das Haar weich und glänzend wird. Rosmarinöl fördert die Durchblutung der Kopfhaut und kann somit das Haarwachstum unterstützen.

**Weitere Tipps und Tricks**

- **Lagerung:** Selbstgemachte Haarpflegeprodukte haben, da sie keine Konservierungsstoffe enthalten, eine begrenzte Haltbarkeit. Bewahren Sie diese daher im Kühlschrank auf und verbrauchen Sie sie innerhalb von zwei Wochen.

- **Variationen:** Sie können die ätherischen Öle entsprechend Ihrer Vorlieben austauschen. Teebaumöl eignet sich beispielsweise gut für eine gereizte Kopfhaut, während ätherisches Orangenöl einen frischen Duft verleiht.

- **Patch-Test:** Wenn Sie empfindliche Haut haben, machen Sie vor der Anwendung einen Patch-Test, um sicherzustellen, dass Sie keine allergische Reaktion auf eine der Zutaten haben.

Zusammenfassend lässt sich sagen, dass die Herstellung eigener Aloe Vera Haarpflegeprodukte nicht nur einfach und kostengünstig ist, sondern auch eine wunderbare Möglichkeit bietet, natürliche und gesunde Alternativen zu herkömmlichen Haarpflegeprodukten zu genießen. Mit den nährstoffreichen Inhaltsstoffen aus der Natur können Sie Ihr Haar auf natürliche Weise pflegen und ihm zu neuem Glanz und Vitalität verhelfen.

# Nachhaltigkeit: Anbau und Ernte von Aloe Vera im Einklang mit der Natur

## Biologischer Anbau von Aloe Vera: Prinzipien und Praxis

Die Aloe Vera Pflanze, oft als „Wunderpflanze" bezeichnet, gedeiht besonders gut unter heißen, trockenen Bedingungen und ist berühmt für ihre heilenden und pflegenden Eigenschaften. In diesem Unterkapitel konzentrieren wir uns auf den biologischen Anbau der Aloe Vera und geben detaillierte Einblicke in die Prinzipien und Praxis, die es ermöglichen, diese bemerkenswerte Pflanze nachhaltig zu kultivieren.

### Grundlagen des biologischen Anbaus

Der biologische Anbau von Aloe Vera basiert auf Prinzipien, die die Gesundheit der Pflanze, des Bodens und des Ökosystems im Allgemeinen fördern. Dabei werden chemische Düngemittel und Pestizide durch natürliche Alternativen ersetzt. Dies schont nicht nur die Umwelt, sondern sorgt auch dafür, dass die Aloe Vera-Pflanzen reich an den gewünschten Wirkstoffen sind.

## Auswahl des Standorts

Der Standort spielt eine entscheidende Rolle für den Anbau von Aloe Vera. Ideal sind Plätze mit direktem Sonnenlicht von mindestens sechs Stunden pro Tag. Der Boden sollte gut durchlässig sein, da Staunässe zu Wurzelfäule führen kann. Sandige oder leicht lehmige Böden sind besonders gut geeignet. Für den biologischen Anbau ist es essentiell, dass der Standort frei von Kontaminanten und Pestizidrückständen ist.

## Bodenvorbereitung

Um die besten Wachstumsbedingungen zu schaffen, wird der Boden vor dem Pflanzen gründlich vorbereitet. Eine Mischung aus natürlichem Kompost und gut abgelagertem Mist kann dazu beitragen, die Bodengesundheit zu verbessern und notwendige Nährstoffe bereitzustellen. Die Zugabe von Mikroorganismen, die die Bodenfruchtbarkeit erhöhen, ist ebenfalls von Vorteil. Diese Praxis unterstützt eine langfristige Bodengesundheit und fördert das Wachstum gesunder Aloe Vera Pflanzen.

## Pflanzung und Pflege

Die Aloe Vera Pflanze wird normalerweise durch Ableger (offshoots) vermehrt. Diese Seitentriebe werden von der Mutterpflanze getrennt und in vorbereitete Böden gesetzt. Ein ausreichender Pflanzabstand von etwa 60 bis 90 cm ist wichtig, damit jede Pflanze genügend Platz zum Wachsen hat. Im biologischen Anbau wird auf die Verwendung von natürlichen Mulch-Materialien wie Stroh oder Holzhäcksel geachtet, um den Feuchtigkeitsverlust zu minimieren und Unkraut zu unterdrücken.

Bewässerung erfolgt im biologischen Anbau vor allem in den frühen Morgenstunden oder am späten Nachmittag, um die Verdunstungsrate zu minimieren. Es sollte darauf geachtet werden, dass die Pflanzen nicht überwässert werden, da dies zu Wurzelfäule führen kann. Tropfbewässerungssysteme sind eine effiziente Methode, um Wasser direkt zu den Wurzeln zu leiten und die Pflanzen gleichmäßig zu versorgen.

## Nährstoffmanagement

Im biologischen Anbau werden natürliche Düngemittel eingesetzt. Kompost, Wurmkot und natürlichen Extrakten wie Brennnesseljauche und Seetang-Extrakten versorgen die

Pflanzen mit wichtigen Nährstoffen. Regelmäßige Bodenuntersuchungen helfen, den Nährstoffgehalt zu überwachen und notwendige Anpassungen vorzunehmen.

## Schädlings- und Krankheitsbekämpfung

Da im biologischen Anbau auf chemische Pestizide verzichtet wird, kommen alternative Methoden zur Schädlings- und Krankheitsbekämpfung zum Einsatz. Nützlinge wie Marienkäfer und Schlupfwespen können Schädlinge auf natürliche Weise kontrollieren. Zudem helfen Mischkulturen und Fruchtwechsel dabei, den Schädlingsdruck zu reduzieren. Pflanzenstärkende Mittel wie Schachtelhalmtee oder Neem-Öl können bei Bedarf eingesetzt werden, um das Immunsystem der Pflanzen zu stärken und Krankheiten vorzubeugen.

## Ernte und Nachbereitung

Die Ernte von Aloe Vera erfolgt in der Regel per Hand, um Beschädigungen der Pflanze zu vermeiden. Die reifen Blätter, die in der Regel im Alter von drei bis vier Jahren geerntet werden, sind reich an den wertvollen Inhaltsstoffen. Nach der Ernte werden die Blätter sorgfältig gewaschen und weiterverarbeitet. Um die höchsten Qualitätsstandards zu gewährleisten, sollte die Verarbeitung unmittelbar nach der Ernte erfolgen.

## Vorteile des biologischen Anbaus

Der biologische Anbau von Aloe Vera bietet zahlreiche Vorteile: Er schützt die Umwelt, fördert die Biodiversität und führt zu Produkten von hoher Qualität, die frei von schädlichen Rückständen sind. Darüber hinaus trägt der biologische Anbau zum Erhalt der natürlichen Ressourcen bei und unterstützt die Gesundheit des Bodens langfristig.

Zusammenfassend lässt sich sagen, dass der biologische Anbau von Aloe Vera durch seine nachhaltigen Praktiken nicht nur die Pflanze selbst, sondern auch das gesamte Ökosystem unterstützt. Durch den verantwortungsbewussten Umgang mit natürlichen Ressourcen und die Nutzung umweltfreundlicher Praktiken wird eine nachhaltige Produktion von qualitativ hochwertigen Aloe Vera-Produkten gewährleistet.

# Wasserressourcenmanagement im Aloe Vera-Anbau: Effiziente Nutzung und Bewässerungstechniken

In Zeiten des Klimawandels und der zunehmenden Wasserknappheit ist ein effizientes Wasserressourcenmanagement im Anbau von Aloe Vera unerlässlich. Die Aloe Vera, eine Wüstenpflanze, ist zwar bekannt für ihre Fähigkeit, in trockenen Regionen zu gedeihen, doch auch hier ist eine nachhaltige Wassernutzung von entscheidender Bedeutung. In diesem Unterkapitel betrachten wir die verschiedenen Techniken und Methoden, die angewendet werden können, um die Wasserressourcen im Aloe Vera-Anbau optimal zu nutzen und gleichzeitig einen hohen Ertrag zu erzielen.

Die Grundlage für ein erfolgreiches Wasserressourcenmanagement im Aloe Vera-Anbau liegt in der Wahl des Anbauorts. Aloe Vera bevorzugt gut durchlässige, sandige Böden, die ein schnelles Abfließen überschüssigen Wassers ermöglichen. Diese Eigenschaft kann durch den Zusatz von organischem Material, wie beispielsweise Kompost, noch verbessert werden. Der pH-Wert des Bodens sollte leicht sauer bis neutral sein, idealerweise im Bereich von 6,0 bis 7,0.

Ein essenzieller Aspekt des Wasserressourcenmanagements ist die sogenannte Tröpfchenbewässerung. Diese hocheffiziente Bewässerungsmethode verwendet eine Vielzahl von Schläuchen und Tropfern, um Wasser direkt an die Basis der Pflanzen zu bringen. Im Vergleich zu anderen Bewässerungsmethoden wie der Flutbewässerung reduziert die Tröpfchenbewässerung den Wasserverbrauch erheblich und minimiert die Verdunstung. Darüber hinaus ermöglicht diese Methode eine präzise Dosierung der Wassermengen, was die Pflanzengesundheit fördert und das Risiko von Wurzelfäule verringert.

Eine weitere effiziente Bewässerungstechnik ist die Nutzung von Regenwassersammelsystemen. Das Regenwasser, das auf Dachflächen und andere Sammelstellen fällt, kann in großen Behältern gespeichert und für die Bewässerung verwendet werden. Diese Methode ist besonders in Regionen mit unregelmäßigen Niederschlägen effektiv und trägt dazu bei, die Grundwasserreserven zu schonen. Integrierte Systeme, die sowohl Regenwasser als auch Grauwasser aus Haushalten recyclen, können den Wasserbedarf im Anbau weiter senken.

Ein weiteres wichtiges Konzept im Wasserressourcenmanagement ist die sogenannte Mulchtechnik. Durch das

Aufbringen einer Mulchschicht aus organischen Materialien wie Stroh, Holzspänen oder Blättern auf die Bodenoberfläche wird die Wasserverdunstung reduziert und die Bodenfeuchtigkeit konstant gehalten. Dies trägt nicht nur zur Wassereinsparung bei, sondern fördert auch die Bodenfruchtbarkeit und verhindert Unkrautwachstum.

Darüber hinaus spielen Technologien zur Überwachung der Bodenfeuchtigkeit eine entscheidende Rolle im Wasserressourcenmanagement. Moderne Sensoren können die Feuchtigkeit des Bodens in Echtzeit messen und die gesammelten Daten an ein zentrales Computersystem übermitteln. Diese Systeme können die Bewässerungszyklen automatisch an den tatsächlichen Wasserbedarf der Pflanzen anpassen, wodurch der Wasserverbrauch weiter optimiert wird. In Kombination mit Wettervorhersagen lassen sich so präzise Bewässerungspläne erstellen, die sowohl den Ertrag maximieren als auch die Wasserverschwendung minimieren.

Die Wahl der richtigen Aloe Vera-Sorten ist ein weiterer entscheidender Faktor für ein nachhaltiges Wasserressourcenmanagement. Viele Zuchtformen der Aloe Vera besitzen unterschiedliche Bedürfnisse hinsichtlich Wasser und Nährstoffen. Es gibt Sorten, die besser an aride Bedingungen angepasst sind und daher weniger Wasser benötigen.

Durch die Auswahl geeigneter Sorten kann der Wasserverbrauch im Anbau weiter reduziert werden.

Die Bedeutung von Fachwissen und Schulungen für Landwirte darf nicht unterschätzt werden. Die Implementierung nachhaltiger Bewässerungstechniken und die Anwendung effizienter Wasserressourcenmanagementstrategien erfordert spezifische Kenntnisse und Fähigkeiten. Workshops, Schulungsprogramme und Kooperationen mit landwirtschaftlichen Forschungsinstituten können dazu beitragen, das Bewusstsein und die Fähigkeiten der Landwirte im nachhaltigen Aloe Vera-Anbau zu stärken.

Ein erfolgreicher und nachhaltiger Aloe Vera-Anbau erfordert somit ein ganzheitliches Management der Wasserressourcen. Von der Wahl des geeigneten Anbauorts, über moderne Bewässerungstechniken und den Einsatz von Mulch bis hin zu hochentwickelten Sensortechnologien und der Auswahl geeigneter Sorten – jede Maßnahme trägt dazu bei, den Wasserverbrauch zu minimieren und gleichzeitig die Erträge zu maximieren. Durch die konsequente Anwendung dieser Techniken können wir sicherstellen, dass der Aloe Vera-Anbau auch in Zukunft im Einklang mit der Natur erfolgt und einen Beitrag zu einer nachhaltigen Landwirtschaft leistet.

Die oft zitierten Vorteile der modernen Bewässerungstechniken sind jüngst in Studien erneut bekräftigt worden. Laut einer Untersuchung der Universität von Kalifornien konnte durch den gezielten Einsatz von Tröpfchenbewässerung der Wasserverbrauch im Vergleich zu herkömmlichen Methoden um bis zu 50 % reduziert werden, ohne dass dabei Einbußen beim Ertrag der Pflanzen zu verzeichnen waren (Smith et al., 2020). Solche Forschungsergebnisse unterstreichen die Bedeutung und Effektivität einer nachhaltigen Wasserbewirtschaftung im Aloe Vera-Anbau.

Abschließend sei betont, dass ein nachhaltiger Aloe Vera-Anbau nicht nur auf die Maximierung des Ertrags abzielt, sondern auch die Verantwortung gegenüber der Umwelt und den kommenden Generationen berücksichtigt. Ein effizienter Umgang mit Wasserressourcen ist hierbei ein Schlüssel zum Erfolg und stellt sicher, dass die Kultivierung dieser bemerkenswerten Pflanze auch in den kommenden Jahren eine Zukunft hat.

# Soziale und ökonomische Aspekte: Fairer Handel und Gemeinschaftsprojekte in Aloe Vera-Anbauregionen

Die Aloe Vera Pflanze ist nicht nur für ihre vielseitigen medizinischen und kosmetischen Anwendungen bekannt, sondern spielt auch eine bedeutende Rolle in den sozialen und ökonomischen Strukturen der Anbauregionen. In diesem Unterkapitel werden die sozialen und wirtschaftlichen Aspekte des Aloe Vera Anbaus untersucht, wobei der Fokus auf fairem Handel und Gemeinschaftsprojekten liegt. Diese Initiativen tragen maßgeblich zu einer nachhaltigen Entwicklung bei und verbessern die Lebensbedingungen der betroffenen Gemeinschaften.

## Der Faire Handel: Prinzipien und Bedeutung

Der Faire Handel („Fair Trade") stellt ein alternatives Handelsmodell dar, das darauf abzielt, benachteiligte Produzenten in Entwicklungsländern zu unterstützen. Die Prinzipien des Fairen Handels umfassen unter anderem faire Preise, soziale Gerechtigkeit, Umweltverträglichkeit und die Förderung von Gemeinschaftsprojekten. Durch die Implementierung dieser Prinzipien im Aloe Vera Anbau können die Lebensgrundlagen der Bauern verbessert und gleichzeitig die Nachhaltigkeit gestärkt werden.


**Positive Auswirkungen auf die Gemeinschaften**

Der Faire Handel trägt dazu bei, dass die Erzeuger einen fairen Preis für ihre Produkte erhalten, der ihnen ein existenzsicherndes Einkommen ermöglicht. Dies hat direkte Auswirkungen auf mehrere Aspekte des täglichen Lebens in den Anbauregionen:

- *Verbesserung der Lebensbedingungen:* Durch gerechtere Löhne können Familien bessere Wohnverhältnisse schaffen und ihre Grundbedürfnisse wie Nahrung, Bildung und medizinische Versorgung sichern.
- *Bildung und Ausbildung:* Viele Fair Trade Projekte investieren in die Bildung der Gemeinschaften. Schulgebäude, Stipendienprogramme und berufliche Ausbildungsstätten werden errichtet, um den Jugendlichen und Erwachsenen langfristige Perspektiven zu bieten.
- *Gesundheitsversorgung:* Die Einkünfte aus dem Fairen Handel werden oft in Gesundheitszentren und Programme zur Gesundheitsbildung investiert, was die allgemeine Gesundheitssituation deutlich verbessert.
- *Gleichstellung der Geschlechter:* Fair Trade Initiativen fördern die Teilhabe und das Empowerment von Frauen, indem sie Frauenkooperativen unterstützen und sich für geschlechtliche Gleichstellung einsetzen.

## Gemeinschaftsprojekte: Gemeinsames Engagement für eine bessere Zukunft

Ein weiterer wichtiger Aspekt im Aloe Vera Anbau sind Gemeinschaftsprojekte, bei denen die Zusammenarbeit und das gemeinsame Engagement der Gemeinschaften im Mittelpunkt stehen. Diese Projekte zielen darauf ab, die wirtschaftliche Situation dauerhaft zu verbessern und gleichzeitig ökologische Nachhaltigkeit zu gewährleisten. Hier sind einige bemerkenswerte Beispiele:

- *Kooperativen:* Bauern schließen sich oft zu Kooperativen zusammen, um gemeinsam bessere Bedingungen zu verhandeln, Ressourcen zu teilen und durch eine kollektive Stärke ihre Position auf dem Markt zu verbessern.
- *Nachhaltige Anbaumethoden:* Gemeinschaftsprojekte fördern nachhaltige Anbaumethoden, wie biologische Landwirtschaft und den effizienten Einsatz von Wasserressourcen, die sowohl die Umwelt schonen als auch die Produktivität steigern.
- *Förderung von Kunsthandwerk:* In einigen Regionen ergänzen Aloe Vera kooperative Initiativen durch die Produktion und den Verkauf lokaler Kunsthandwerke, wodurch weitere Einkommensquellen geschaffen werden.

**Unterstützung durch Nichtregierungsorganisationen (NGOs) und internationale Zusammenarbeit**

Die Umsetzung von Fair Trade und Gemeinschaftsprojekten im Aloe Vera Anbau wird oft durch die Unterstützung von NGOs und internationaler Zusammenarbeit ermöglicht. Diese Organisationen spielen eine entscheidende Rolle, indem sie finanzielle Mittel, Schulungen, technische Unterstützung und Netzwerkmöglichkeiten bereitstellen. Sie arbeiten eng mit lokalen Gemeinschaften zusammen, um maßgeschneiderte Lösungen und Strategien zu entwickeln, die den individuellen Bedürfnissen und Herausforderungen der Region gerecht werden.

**Zukunftsperspektiven: Verstärkte Integration von Fair Trade und Gemeinschaftsprojekten**

Die wachsende Nachfrage nach nachhaltigen und fair gehandelten Produkten bietet eine vielversprechende Zukunft für den Aloe Vera Anbau. Es ist wahrscheinlich, dass Initiativen im Bereich des fairen Handels und der Gemeinschaftsprojekte weiter an Bedeutung gewinnen werden. Dies wird nicht nur zur Verbesserung der Lebensbedingungen der Anbaugemeinschaften beitragen, sondern auch das Bewusstsein der Verbraucher für die sozialen und ökologischen Auswirkungen ihrer Kaufentscheidungen schärfen.

Die Integration von Fair Trade Prinzipien und Gemeinschaftsprojekten im Aloe Vera Anbau ist daher ein zentraler Baustein für eine nachhaltige und gerechte Entwicklung, die sowohl den Menschen als auch der Umwelt zugutekommt.

# Marktübersicht: Kommerzielle Aloe Vera Produkte unter der Lupe

## Herkunft und Qualitätsunterschiede von Aloe Vera Produkten

Die Aloe Vera Pflanze, bekannt für ihre vielfältigen heilenden und pflegenden Eigenschaften, hat in den letzten Jahren eine enorme Popularität erfahren. Mit der steigenden Nachfrage nach natürlichen Gesundheits- und Schönheitsprodukten, hat sich der Markt für Aloe Vera Produkte erheblich erweitert. Doch nicht alle Aloe Vera Produkte sind gleich – ihre Herkunft und Qualität können stark variieren. In diesem Unterkapitel werfen wir einen detaillierten Blick auf die Faktoren, die die Qualität von kommerziellen Aloe Vera Produkten beeinflussen.

Die Herkunft der Aloe Vera Pflanzen spielt eine zentrale Rolle bei der Bestimmung der Qualität der Endprodukte. Aloe Vera ist robust und wächst unter unterschiedlichen klimatischen Bedingungen, bevorzugt jedoch warme, trockene Regionen. Die Hauptanbaugebiete befinden sich in

Ländern wie Mexiko, Spanien, Indien und den USA, insbesondere im südlichen Texas und Florida. Jede Region bringt aufgrund ihrer spezifischen Boden- und Klimabedingungen Aloe Vera Pflanzen hervor, die unterschiedliche Konzentrationen an wohltuenden Inhaltsstoffen aufweisen.

Die Anbauweise ist ein weiterer Schlüsselfaktor für die Qualität der Aloe Vera. Um die Pflanzenkraft voll auszuschöpfen, setzen seriöse Produzenten auf biologischen Anbau. Dieses Methode verzichtet auf chemische Pestizide und Düngemittel und trägt dazu bei, die Reinheit und Wirksamkeit der Aloe Vera zu bewahren. Produkte, die das Bio-Siegel tragen, bieten häufig eine bessere Qualität und sind gesundheitsverträglicher. Verbraucher sollten bei ihrer Kaufentscheidung auf entsprechende Zertifizierungen achten.

Auch der Zeitpunkt der Ernte ist entscheidend. Aloe Vera Pflanzen benötigen in der Regel eine Reifedauer von drei bis vier Jahren, um ihre maximalen gesundheitlichen Vorteile zu entfalten. Zu früh geerntete Pflanzen enthalten möglicherweise nicht die volle Palette an Nährstoffen und aktiven Verbindungen. Um sicherzustellen, dass die Pflanzen ihr volles Potenzial erreichen, ist eine sorgfältige Planung und Überwachung des Erntezeitpunkts von großer Bedeutung.

Ein oft übersehener Aspekt ist die Verarbeitung der Aloe Vera nach der Ernte. Qualitätseinbußen können durch unsachgemäße Lagerung oder Verarbeitung entstehen. Frisch geerntete Aloe Vera Blätter müssen schnell verarbeitet werden, da sie sonst an Wirksamkeit verlieren. Hochwertige Hersteller verwenden schonende Verfahren, wie die Kaltpressung, um die empfindlichen Nährstoffe zu erhalten. Das Gegenteil dazu stellt die Pasteurisierung dar, die zwar eine längere Haltbarkeit bietet, aber auch viele der aktiven Enzyme und Vitamine zerstören kann.

Die Qualität der Aloe Vera wird maßgeblich von den enthaltenen Wirkstoffen bestimmt. Hierzu zählen unter anderem Vitamine, Mineralstoffe, Aminosäuren und Polysaccharide. Besonders letzterer Inhaltsstoff – die Mucopolysaccharide – ist für die feuchtigkeitsspendenden und heilungsfördernden Eigenschaften der Aloe Vera verantwortlich. Der Gehalt dieser Substanzen unterscheidet sich je nach Herkunft und Verarbeitung. Hochwertige Produkte weisen einen hohen Anteil an reiner Aloe Vera auf und sind in der Regel farblos, da echte Aloe Vera keinen starken Gelbstich hat. Zusätzlich wird oft nur das innere Blattgel verwendet, um sicherzustellen, dass das Endprodukt frei von Aloin ist – einem Bestandteil der äußeren Blattrinde mit möglichen gesundheitsschädigenden Wirkungen.

Neben der untersuchten Zusammensetzung des Pflanzengels ist der Ursprung der eingesetzten Aloe Vera ebenfalls von Bedeutung. In der Regel ist auf den Verpackungen hochwertiger Produkte der genaue Herkunftsort der verwendeten Aloe Vera angegeben. Produkte, die vage bleiben oder keine spezifischen Informationen liefern, sind unter Umständen von geringerer Qualität. Auch die Zertifikate und Tests durch unabhängige Organisationen können ein Indiz für die Vertrauenswürdigkeit und Qualität eines Produktes sein.

Zusammenfassend lässt sich sagen, dass die Herkunft und die Qualitätsunterschiede von Aloe Vera Produkten maßgeblich durch Faktoren wie Anbauregion, Anbaumethoden, Erntezeitpunkt und Verarbeitung beeinflusst werden. Verbraucher, die nach den besten Aloe Vera Produkten suchen, sollten daher auf umfassende Informationen und Zertifizierungen achten. Premium-Qualität spiegelt sich in der Reinheit, den Inhaltsstoffen und der Transparenz der Hersteller wider. Nur durch die Wahl geprüfter und hochwertiger Produkte kann man die vollen gesundheitlichen Vorteile der Aloe Vera Pflanze genießen.

## Inhaltsstoffe und ihre Wirkung bei kommerziellen Aloe Vera Produkten

Inhaltsstoffe und ihre Wirkung bei kommerziellen Aloe Vera Produkten

Kommerzielle Aloe Vera Produkte erfreuen sich großer Beliebtheit dank ihrer vielfach beworbenen gesundheitlichen und kosmetischen Vorteile. Bei der Betrachtung dieser Produkte ist es essenziell, sich mit deren Inhaltsstoffen und deren spezifischen Wirkungen vertraut zu machen. Dies ermöglicht eine fundierte Kaufentscheidung und stellt sicher, dass die beworbenen Vorteile tatsächlich erreicht werden können.

Aloe Vera ist bekannt für seine zahlreichen bioaktiven Verbindungen. Die wichtigste davon ist das Polysaccharid Acemannan, welches bedeutende feuchtigkeitsspendende und heilungsfördernde Eigenschaften besitzt. Kommerzielle Produkte, die einen hohen Acemannan-Gehalt aufweisen, können daher besonders wirkungsvoll bei der Linderung von Hautirritationen und der Unterstützung der Wundheilung sein.

Ein weiterer bedeutender Inhaltsstoff ist das Vitamin C. Dieses starke Antioxidans trägt zur Neutralisierung freier Radikale bei, schützt die Haut vor Umweltschäden und unterstützt die Kollagenbildung. Aloe Vera Produkte, die reich an Vitamin C sind, können somit zu einer strafferen und jugendlicheren Haut beitragen.

Auch Vitamin E ist häufig in kommerziellen Aloe Vera Produkten enthalten. Dieses Vitamin spielt eine entscheidende Rolle bei der Bekämpfung von oxidativem Stress und der Reparatur geschädigter Hautzellen. Durch die regelmäßige Anwendung von Produkten mit einem hohen Vitamin E-Anteil wird die Hautbarriere gestärkt und die Haut erhält einen gesunden, strahlenden Teint.

Mineralstoffe wie Zink, Magnesium und Calcium sind in Aloe Vera Produkten ebenfalls präsent. Zink unterstützt die Hautgesundheit, indem es entzündungshemmende Eigenschaften besitzt und die Regeneration der Haut fördert. Magnesium entspannt die Haut und lindert Juckreiz, während Calcium eine wichtige Rolle bei der Zellkommunikation und der Hauterneuerung spielt.

Kommerzielle Aloe Vera Produkte enthalten oft zusätzliche Inhaltsstoffe zur Verbesserung ihrer Konsistenz und Haltbarkeit. Diese können Emulgatoren, Konservierungsstoffe und Duftstoffe umfassen. Emulgatoren sorgen dafür, dass Wasser und Öl in einer stabilen Mischung bleiben, was die Anwendung erleichtert. Konservierungsstoffe verlängern die Haltbarkeit des Produkts und verhindern das Wachstum von Mikroorganismen. Duftstoffe verleihen dem Produkt einen angenehmen Geruch, können jedoch bei empfindlicher Haut Irritationen hervorrufen. Beim Kauf von Aloe Vera Produkten sollte daher darauf geachtet werden, dass die Anzahl und Konzentration synthetischer Zusatzstoffe so gering wie möglich bleibt.

Einige Produkte enthalten zudem pflanzliche Öle wie Jojobaöl, Arganöl oder Kokosöl. Diese Öle ergänzen die pflegenden Eigenschaften des Aloe Vera Gels und bieten zusätzliche Feuchtigkeit und Nährstoffe für die Haut. Jojobaöl beispielsweise ähnelt dem natürlichen Talg der Haut und wirkt feuchtigkeitsspendend, ohne die Poren zu verstopfen. Arganöl ist reich an Vitamin E und essentiellen Fettsäuren, die die Haut vor schädlichen Umwelteinflüssen schützen. Kokosöl hat antimikrobielle Eigenschaften und hilft dabei, die Haut geschmeidig zu halten.

Zusammenfassend lässt sich festhalten, dass kommerzielle Aloe Vera Produkte eine Vielzahl von Inhaltsstoffen enthalten, die auf unterschiedliche Weise zur Pflege und Heilung der Haut beitragen. Wichtig ist, auf die Qualität der Aloe Vera sowie die Zusammensetzung der Produkte zu achten. Produkte mit einem hohen Anteil an reinem Aloe Vera Gel und wenigen synthetischen Zusatzstoffen bieten in der Regel die besten Ergebnisse. Durch das bewusste Lesen der Inhaltsangaben und die Wahl von Produkten mit natürlichen und wirksamen Inhaltsstoffen kann der Anwender optimal von den vielfältigen Vorteilen der Aloe Vera profitieren.

## Marktführer und ihre Produktpalette: Ein Überblick

Aloe Vera hat sich im Laufe der Jahre zu einem begehrten Inhaltsstoff in der Naturkosmetik und natürlichen Gesundheitsmitteln entwickelt. Auf dem Markt existiert eine Vielzahl von Produkten, die durch ihre Vielseitigkeit und den wohltuenden Eigenschaften der Aloe Vera Pflanze bestechen. In diesem Unterkapitel werfen wir einen detaillierten Blick auf die marktführenden Unternehmen und ihre Produktpaletten, um Ihnen eine fundierte Entscheidungsgrundlage zu bieten.

## Forever Living Products

Forever Living Products ist eines der führenden Unternehmen, wenn es um Aloe Vera Produkte geht. Gegründet im Jahr 1978 in Arizona, USA, hat sich das Unternehmen auf die Produktion und den Vertrieb von Aloe Vera basierten Gesundheits- und Schönheitsprodukten spezialisiert. Das Sortiment umfasst eine breite Produktpalette, darunter Hautcremes, Trinkgele, Nahrungsergänzungsmittel und Haushaltsprodukte. Besonders hervorzuheben sind die Produkte "Aloe Vera Gel" und "Aloe Heat Lotion", die weltweit Anerkennung gefunden haben. Der Vorteil der Produkte von Forever Living ist die Verwendung von reichhaltigem Aloe Vera Gel mit einem hohen Reinheitsgrad, das aus den eigenen Plantagen des Unternehmens stammt.

## LR Health & Beauty

Das deutsche Unternehmen LR Health & Beauty hat sich ebenfalls einen Namen gemacht und zählt zu den Marktführern im Bereich Aloe Vera Produkte. LR legt großen Wert auf die Qualität und Reinheit der verwendeten Aloe Vera und bietet eine umfassende Produktpalette, die von Hautpflegeprodukten über Haarkosmetik bis hin zu Trinkgelen reicht. Die "Aloe Vera Drinking Gel Traditional with Honey" ist eines ihrer Bestseller und überzeugt durch eine Mischung aus Aloe Vera Gel und Honig. Einzigartig ist auch die Verwendung von hochkonzentriertem Aloe Vera Gel in vielen ihrer Hautpflege- und Kosmetikprodukte, die besonders schonend verarbeitet werden, um die aktiven Inhaltsstoffe bestmöglich zu erhalten.

## Aloe Vera of America (AOVA)

Ein weiterer Gigant auf dem Aloe Vera Markt ist die Aloe Vera of America (AOVA). Sie gehört zu den Pionieren in der Herstellung von Aloe Vera Produkten und nutzen modernste Technologien, um die natürlichen Vorteile der Pflanze zu bewahren. AOVA konzentriert sich auf ein vielfältiges Produktangebot, das von reinen Aloe Vera Gelen bis zu verschiedenen Hautpflegeprodukten und Nahrungsergänzungsmitteln reicht. Das Produkt "Aloe Vera Gelly" ist speziell für die intensive Pflege und Feuchtigkeitsversorgung der Haut konzipiert und gilt als eines der Top-Produkte im Sortiment.

## Holland & Barrett

Auch der europäische Markt ist stark vertreten, insbesondere durch das Unternehmen Holland & Barrett, das einen umfassenden Zugang zu Aloe Vera Produkten bietet. Als eine der größten Wellness- und Gesundheitsunternehmen in Europa, bietet Holland & Barrett eine Vielzahl an Aloe

Vera Produkten, die streng kontrolliert und qualitativ hoch-
wertig sind. Besonders erwähnenswert sind die "Aloe Vera
Hand & Body Lotion" und das "Aloe Vera Gel", welche für
ihre feuchtigkeitsspendenden und pflegenden Eigenschaften geschätzt werden.

## Patanjali Ayurved

Schließlich möchten wir Patanjali Ayurved, ein aufstreben-
des Unternehmen aus Indien, nicht unerwähnt lassen. Gegründet von dem Yoga-Guru Baba Ramdev, hat sich Patanjali auf die Produktion von ayurvedischen Gesundheits-
und Schönheitsprodukten spezialisiert. Ihre Aloe Vera Produkte, wie das "Patanjali Saundarya Aloe Vera Gel", kombinieren traditionelle ayurvedische Weisheiten mit der Kraft
der Aloe Vera Pflanze und sind in vielen Haushalten weltweit beliebt. Die Produkte zeichnen sich durch ihre natürliche Zusammensetzung und ihre multiplen Anwendungsmöglichkeiten aus.

Zusammengefasst zeigen diese Beispiele, dass die Verwendung und Verarbeitung von Aloe Vera in kommerziellen
Produkten vielfältig und facettenreich ist. Die Marktführer
legen großen Wert auf Qualität, Reinheit und Wirksamkeit
ihrer Produkte, um die bestmöglichen Nutzen zu erzielen.
Ob in der Hautpflege, Haarpflege oder als Nahrungsergänzung – Aloe Vera Produkte bieten zahlreiche

gesundheitliche Vorteile, die sich durch die sorgfältige Auswahl und Verarbeitung der Pflanze widerspiegeln.

# Fazit und Ausblick: Potenziale und Zukunftsperspektiven der Aloe Vera Nutzung

## Nachhaltigkeit und ökologische Anbaumethoden

Aloe Vera ist nicht nur für ihre heilenden und kosmetischen Eigenschaften bekannt, sondern auch für ihr Potenzial, auf nachhaltige und ökologische Weise angebaut zu werden. Angesichts der zunehmenden Umweltbewusstseins und dem Drang nach ökologisch einwandfreien Produkten rückt der nachhaltige Anbau von Aloe Vera immer weiter in den Fokus.

## Wasserverbrauch und Bewässerung

Eine der bemerkenswertesten Eigenschaften der Aloe Vera ist ihre Fähigkeit, in trockenen, wüstenähnlichen Umgebungen zu gedeihen. Die Pflanze benötigt vergleichsweise wenig Wasser, was sie zu einer umweltfreundlichen Wahl für den Anbau in wasserarmen Regionen macht. Im Vergleich zu anderen Kulturpflanzen kann Aloe Vera erhebliche Mengen Wasser sparen, was in Zeiten des Klimawandels von unschätzbarem Wert ist. Es werden fortschrittliche Bewässerungssysteme wie Tröpfchenbewässerung eingesetzt, um den Wasserverbrauch weiter zu minimieren und die Pflanzen dennoch optimal mit Feuchtigkeit zu versorgen.

## Vermeidung von Pestiziden und chemischen Düngemitteln

Der biologische Anbau von Aloe Vera setzt auf natürliche Schädlingsbekämpfung und nährstoffreiche Bodensubstanzen. Anstatt synthetische Pestizide und chemische Düngemittel zu verwenden, kommen hier organische Alternativen zum Einsatz, wie Kompost, Mist und biologische Schädlingsbekämpfungsmethoden. Dies trägt nicht nur zum Schutz der Umwelt bei, sondern auch zur Gesundheit der Verbraucher, indem Rückstände von schädlichen Chemikalien vermieden werden.

## Bodenqualität und Erosionsvermeidung

Der Anbau von Aloe Vera erfolgt häufig in Regionen mit sandigen und weniger fruchtbaren Böden, welche andernfalls erodieren könnten. Durch die tiefgehenden Wurzeln der Aloe Vera wird die Bodenerosion effektiv bekämpft. Darüber hinaus helfen biologische Anbaupraktiken, die Bodenstruktur zu verbessern und die Bodenfruchtbarkeit zu erhöhen, was wiederum die Biodiversität fördert und langfristige landwirtschaftliche Produktivität sichert.

## Ernte und Verarbeitung

Die Ernte von Aloe Vera wird in der Regel manuell durchgeführt, um die empfindlichen Blätter der Pflanze nicht zu beschädigen. Dies führt zu einer geringeren Umweltbelastung im Vergleich zu mechanisierten Erntemethoden, die oft fossile Brennstoffe verbrauchen. Nach der Ernte können die Blätter vor Ort verarbeitet werden, um Transportkosten und den damit verbundenen $CO_2$-Fußabdruck zu reduzieren. Das Ziel ist es, eine möglichst schonende und effiziente Nutzung aller Pflanzenteile zu gewährleisten.

## Rückverfolgbarkeit und Zertifizierungen

Die Nachfrage nach ökologisch angebauter Aloe Vera wächst stetig, und viele Produzenten arbeiten mittlerweile mit Zertifizierungsorganisationen zusammen, um die Einhaltung umweltfreundlicher Standards sicherzustellen. Zertifizierungen wie die des Bio-Siegels oder Fair Trade garantieren den Verbrauchern, dass die Produkte unter Berücksichtigung hoher ökologischer und sozialer Standards hergestellt wurden. Dies stärkt das Vertrauen in die Marke und fördert gleichzeitig faire Arbeitsbedingungen und nachhaltige Anbaumethoden.

## Ein Beitrag für die Zukunft

Nachhaltigkeit und ökologische Anbaupraktiken bei Aloe Vera sind nicht nur gut für die Umwelt, sondern auch für die Gemeinschaften, die diese Pflanze anbauen. Durch die Förderung nachhaltiger Methoden wird nicht nur die Biodiversität unterstützt, sondern auch die wirtschaftliche Stabilität der Anbaugebiete verbessert. Der Einsatz nachhaltiger Praktiken stellt sicher, dass zukünftige Generationen weiterhin von den vielseitigen Vorteilen der Aloe Vera profitieren können.

Somit trägt der nachhaltige Anbau von Aloe Vera sowohl zur Bekämpfung des Klimawandels bei als auch zur Förderung einer umweltfreundlicheren und sozial gerechteren Landwirtschaft. Durch kontinuierliche Forschung und den Austausch von Wissen können diese Methoden weiter optimiert und ausgeweitet werden, um die Gesundheit des Planeten und seiner Bewohner nachhaltig zu fördern.

# Forschung und technologische Innovationen

Die Aloe Vera, seit Jahrhunderten für ihre vielseitigen heilenden und pflegenden Eigenschaften geschätzt, steht heute im Fokus wissenschaftlicher Untersuchungen und technologischer Innovationen. Mit dem Aufkommen neuer Forschungsmethoden und der fortschreitenden Technologie eröffnen sich vielversprechende Potenziale für die zukünftige Nutzung dieser faszinierenden Pflanze. In diesem Teil des Buches möchten wir die bisherigen Fortschritte der Aloe Vera Forschung und ihre Anwendungsmöglichkeiten im Hinblick auf technische Neuerungen beleuchten.

## Molekulare Biotechnologie und genetische Forschung

Die molekulare Biotechnologie hat bereits bemerkenswerte Fortschritte in der Erforschung der Aloe Vera erzielt. Durch die Analyse des genetischen Codes der Pflanze haben Wissenschaftler ein tieferes Verständnis für die biochemischen Wege und Substanzen gewonnen, die für ihre heilenden Eigenschaften verantwortlich sind. Dies ermöglicht nicht nur eine optimierte Züchtung von Aloe Vera mit spezifischen Eigenschaften, sondern auch die gezielte Modifikation von Inhaltsstoffen für unterschiedliche medizinische Anwendungen.

Aktuelle Studien konzentrieren sich auf die Identifikation und Isolation von Wirkstoffen innerhalb der Aloe Vera, wie z.B. Aloe-Emodin, Acemannan und verschiedene Anthrachinone. Diese Bestandteile weisen potenzielle pharmakologische Eigenschaften auf, darunter antivirale, entzündungshemmende und immunstimulierende Wirkungen. Die gentechnische Manipulation dieser Wirkstoffe könnte in der Zukunft zur Entwicklung neuer, hochwirksamer Medikamente führen.

## Nanotechnologie und Aloe Vera

Ein weiteres faszinierendes Feld ist die Anwendung der Nanotechnologie zur Verbesserung der Bioverfügbarkeit und Wirksamkeit von Aloe Vera-Verbindungen. Nanopartikel können Wirkstoffe in der Aloe Vera auf molekularer Ebene kapseln und kontrolliert ins Zielgewebe freisetzen. Dies verbessert nicht nur die Aufnahme durch den Körper, sondern minimiert auch potenzielle Nebenwirkungen.

Beispielsweise könnte die Verkapselung von Aloe Vera-Extrakten in Nanoemulsionen die Absorption durch die Haut erheblich erhöhen, was zu besseren Ergebnissen bei der Behandlung von Hauterkrankungen führt. Ebenso könnten oral verabreichte Aloe-Nanopartikel eine präzisere und effektivere Heilung von Magen-Darm-Problemen ermöglichen.

## Biotechnologische Produktion und synthetische Biologie

Eine revolutionäre Perspektive bietet die biotechnologische Produktion von Aloe Vera-Inhaltsstoffen mittels synthetischer Biologie. Durch den Einsatz von Mikroorganismen, die genetisch so angepasst wurden, dass sie Aloe-Wirkstoffe produzieren, könnte die Herstellung von Aloe Vera-Verbindungen unabhängig vom natürlichen Anbau geschehen. Dies nicht nur garantiert eine konstante Wirkstoffqualität, sondern ermöglicht auch nachhaltigere Produktionsmethoden.

Im Kontext steigender globaler Nachfrage und Klimawandel bietet diese Methode zahlreiche Vorteile. So könnten großflächige landwirtschaftliche Flächen und Wasserressourcen eingespart werden, während gleichzeitig eine gleichbleibende Produktqualität sichergestellt wird.

## Verbindung traditioneller und moderner Methoden

Moderne Technologien können zudem genutzt werden, um traditionelle Aloe Vera-Anwendungen zu optimieren und weiterzuentwickeln. Beispiele hierfür sind die standardisierte Extraktion von Aloe Vera unter kontrollierten Bedingungen und die Kombination von Aloe Vera mit anderen traditionellen Heilpflanzen mittels moderner Misch- und Analysetechniken.

Durch solche hybriden Ansätze können Produkte entwickelt werden, die sowohl die reiche Geschichte als auch die modernen Erkenntnisse der Aloe Vera-Nutzung widerspiegeln. Somit verbindet man bewährte Anwendungen mit innovativen Technologien, was zu einer erweiterten und effektiveren Produktpalette führt.

## Zukunftsperspektiven und mögliche Herausforderungen

Die fortschreitenden technologischen Innovationen eröffnen nicht nur neue Nutzungsmöglichkeiten für Aloe Vera, sondern stellen auch einige Herausforderungen dar. Es ist essenziell, ethische und ökologische Aspekte bei der Anwendung biotechnologischer Verfahren zu berücksichtigen. Auch der regulatorische Rahmen muss an die neuen Entwicklungen angepasst werden, um sicherzustellen, dass die entstehenden Produkte sicher und wirksam sind.

Die Zukunft der Aloe Vera-Nutzung ist eng verknüpft mit der Weiterentwicklung der Wissenschaft und Technologie. Während sich die Forschung weiter ausdehnt und neue technologische Möglichkeiten erschlossen werden, müssen wir sicherstellen, dass diese Entwicklungen zum Wohl der Menschheit beitragen und die Umwelt respektieren.

Insgesamt bietet die Kombination aus traditionellem Wissen und moderner Wissenschaft spannende Perspektiven für die zukünftige Nutzung der Aloe Vera. Von verbesserten Arzneimitteln über nachhaltigere Produktionsmethoden bis hin zu innovativen Kosmetikprodukten – die Potenziale sind enorm und rechtfertigen den Enthusiasmus, den diese bemerkenswerte Pflanze weiterhin in der Forschung und Industrie weckt.

**Markttrends und wirtschaftliche Chancen**

Aloe Vera hat sich in den letzten Jahrzehnten von einer unscheinbaren Wüstenpflanze zu einem globalen Symbol für Gesundheit und Schönheit entwickelt. Dieser Wandel ist nicht nur Ausdruck eines gestiegenen Bewusstseins für natürliche Gesundheits- und Schönheitsmittel, sondern auch einer dynamischen Entwicklung auf dem Markt, die sowohl wirtschaftliche Chancen als auch Markttrends mit sich bringt.

Der Aloe Vera Markt hat in den letzten Jahren ein bemerkenswertes Wachstum verzeichnet. Laut einem Bericht der „Grand View Research, Inc." wird der globale Aloe Vera Markt bis 2027 voraussichtlich ein Volumen von 1,6

Milliarden USD erreichen. Diese beeindruckenden Zahlen resultieren aus einer Kombination von steigendem Verbraucherbewusstsein für natürliche Produkte, wachsenden Investitionen in Forschung und Entwicklung sowie einer zunehmenden Integration von Aloe Vera in eine Vielzahl von Produkten, von Hautpflege und Kosmetika bis hin zu Nahrungsergänzungsmitteln und Getränken.

Ein wesentlicher Markttrend ist der steigende Verbrauchernachfrage nach biologischen und nachhaltig produzierten Aloe Vera Produkten. Konsumenten legen vermehrt Wert auf umweltschonende und ethische Produktionsbedingungen, was Unternehmen dazu bewegt, biologisch zertifizierte Aloe Vera anzubieten und auf nachhaltige Anbaumethoden umzusteigen. Dies spiegelt eine breitere Bewegung hin zu mehr Nachhaltigkeit im Konsumverhalten wider und bietet sowohl kleineren Unternehmen als auch landwirtschaftlichen Betrieben wirtschaftliche Chancen, sich in diesem Wachstumsmarkt zu positionieren.

Ein weiterer entscheidender Trend ist die zunehmende Verfügbarkeit von innovativen und technologisch fortschrittlichen Produkten. Forschung und technologische Entwicklungen haben es ermöglicht, neue Formen der Aloe Vera Nutzung zu erschließen. So sind beispielsweise liposomale

Aloe Vera Präparate auf den Markt gekommen, die eine verbesserte Bioverfügbarkeit und Wirksamkeit versprechen. Diese Innovationen kommen dem hohen Qualitätsanspruch der Verbraucher entgegen und tragen zur Diversifizierung des Produktangebots bei.

Die starke Marktperformance von Aloe Vera spiegelt sich auch in der Vielfalt der angebotenen Produkte wieder. Neben traditionellen Anwendungen wie Hautcremes, Gelen und Säften, erweitern neue Produktkategorien das Spektrum. Dazu gehören etwa Aloe Vera-basierte Haarpflegeprodukte, Gesichtsmasken, Zahnpasten und sogar Haustierpflegeprodukte. Diese breite Marktdurchdringung eröffnet vielfältige Geschäftsmöglichkeiten und spricht unterschiedliche Konsumentengruppen an.

Nicht zuletzt bieten E-Commerce und digitale Vertriebskanäle weitere wirtschaftliche Chancen. Der Online-Handel hat sich in den letzten Jahren exponentiell entwickelt und bietet flexible und kosteneffiziente Möglichkeiten zur Markterschließung. Online-Plattformen ermöglichen es Unternehmen, direkt mit den Konsumenten in Kontakt zu treten und ihre Produkte weltweit zu vermarkten. Dies ist besonders für kleinere Unternehmen und Start-ups interessant, die ohne den hohen Kapitaleinsatz in den physischen Einzelhandel eintreten können.

Die wachsende Beliebtheit von Aloe Vera in der Gesundheits- und Schönheitsindustrie zieht auch große Kosmetik- und Pharmaunternehmen an. Strategische Partnerschaften und Kooperationen mit spezialisierten Herstellern eröffnen neue Geschäftsfelder und Innovationspotenziale. Multinationale Unternehmen investieren vermehrt in eigene Aloe Vera Anbauprojekte oder schließen langfristige Lieferverträge ab, um die hohe Qualität und Nachhaltigkeit ihrer Produkte zu gewährleisten.

Ein wichtiger Impulsgeber für zukünftige Markttrends und wirtschaftliche Chancen ist die kontinuierliche Forschung im Bereich der Aloe Vera. Wissenschaftliche Studien, die die Wirksamkeit und Sicherheit von Aloe Vera bestätigen, tragen zur Legitimation des Marktsegments bei und fördern das Verbrauchervertrauen. Innovationsbasierte Forschung ermöglicht zudem die Entwicklung neuer Anwendungen und Produktformate, die das Marktpotenzial weiter ausschöpfen können.

Insgesamt bietet der Markt für Aloe Vera Produkte sowohl bestehenden Unternehmen als auch Neueinsteigern vielversprechende wirtschaftliche Chancen. Die Kombination aus wachsendem Verbraucherinteresse, technologischen Innovationen und nachhaltigen Anbaupraktiken schafft eine dynamische und zukunftsträchtige Branchenlandschaft. Diese Entwicklungen unterstreichen die Bedeutung der Aloe Vera als wertvolle Ressource in der Gesundheits- und Schönheitsindustrie und weisen den Weg für ihre fortgesetzte und erweiterte Nutzung in der Zukunft.